本多京子

塩分が日本人を滅ぼす

幻冬舎新書

408

はじめに

ここのところ、「健康寿命」という言葉が多く使われるようになってきました。

日本は長寿国ではありますが、誰だって、ただ長生きできればいいと考えているわけではないでしょう。**健康上の問題がない状態で日常生活を送ることのできる「健康寿命」こそ、幸せな長生きの基本**です。病気を抱えて長生きするのではなく、健康で元気に年をとりたいもの。

それには、減塩が必須です。

——そんなこともう知ってる、と言う人が多いかもしれません。でも、**本当の塩の怖さを、日本人はまだまだわかっていません。**

「塩は万病のもと」なのです。

脳梗塞や心筋梗塞、がんなどの深刻な病気も、その原因をたどると、「塩分の過剰摂取」が一因と言ってもおかしくありません。また、塩分の過剰摂取が原因とされる腎臓疾患もあります。腎臓は一度機能が壊れると修復はできない臓器なので、しっかり予防しないと大変なことになります。

減塩が叫ばれるようになってずいぶん経ちました。たしかに減塩に対する意識が高まり、減塩レシピの本もたくさん売れています。にもかかわらず、まだまだ日本人は塩を摂りすぎています。2015年4月、厚生労働省により「日本人の食事摂取基準」が5年ぶりに改訂され、塩分摂取量の目標値が男女とも下がりました（男性は1日9グラム未満から8グラム未満に、女性は7・5グラム未満から7グラム未満に）。それでも、**世界的に見ると、WHO（世界保健機関）の定める基準値（1日5グラム未満）より多い**のです。塩分が必ずしも高血圧の原因になるとは限らないから気にしなくてもよいという学説もありますが、これを見る限り、日本の基準がまだまだ甘いことはたしかです。

日本の食事は、昔から塩分の多いものが使われていたので、もともと意識しないと過多になりやすい傾向にありました。ですから、塩分に対する意識が低い人が多いのは事実です。

　ところが、現代における問題は、実はもっともっと根深いのです。昔と比べ、食生活は大きく変化しました。一から自分で料理をせず、加工食品や調理済みの既製品を取り入れることが増えました。すでに味のついたものを、何の疑問も感じずに食べている人がほとんどでしょう。よほど健康に気遣っている人でない限り、それらにどれだけの塩が使われているか、意識しながら食べることはありません。

　すべて自分で料理するしかなかった昔は、塩は「見えて」いましたから、どれくらいの分量をいつどこで使っているかわかっていました。ところが、現代の食生活において、塩は「見えなく」なってしまっています。これで、現代人は知らず知らずのうちに塩分過多に陥りがちなのです。

「見えない塩」を意識することが、減塩の第1段階として、最も大切なことです。加工品でも調理済みのお総菜でも、食品表示欄に塩分使用量が表記されていることが多いので、それを見るクセをまずつけてください。このクセは、さらには、脂分や糖分を見ることにもつながり、思っている以上に余計な成分を摂りすぎていることがわかるようになります。

そうはいっても、拒否感を強めすぎてもいけません。できあいのお総菜などを使わない生活は、現実的ではないでしょう。使っても大丈夫です。ただし、塩分を摂りすぎないようアレンジをすること。本書では、そのアレンジ方法も紹介していきます。難しいことは書いていません。手間をかけずにすぐにできることばかりです。

病気になってから「塩分を控えていればよかった」では遅いですよ。**はっきり言ってしまうと、それで寿命を縮めることになります。**

塩の怖さをしっかり認識し、上手なつき合い方を知って、自分の体は自分で守りましょう。そして、塩分の少ない食事に慣れてくると、そのほうが素材の美味しさが引き立ち、食生活が充実してくることを実感できます。一石二鳥です。

2016年1月　医学博士・管理栄養士　本多京子

塩分が日本人を滅ぼす／目次

第2章　私たちは健康&食について理解が足りない　51

構成協力　中村富美枝
図表作成　ハッシィ

第1章

日本人の食文化と「新しい危険」

あやふやな「減塩」

私が栄養指導の仕事を始めたばかりの頃と比べて、日本人の健康意識は格段にアップしました。今では多くの人たちが、食事の内容が健康状態に大きく影響することを理解しています。

なかでも、塩分の摂りすぎが良くないことは広く知られています。もしかしたら、WHO（世界保健機関）が定める食塩摂取目標が、1日5グラム未満であることを知っている人もいるかもしれません。

こうした状況ですから、日常の食事において、あえて「塩分をたくさん摂ろう」とする人などほとんどいないはずです。

「ラーメンのスープは残すようにしている」

「なんにでもお醤油をかけるのはやめた」

誰でも、それなりに気をつかっていることでしょう。

とくに、本書を手にとってくれるような人なら、なおさらです。

では、一つ質問させてください。

「あなたは、昨日、何グラムの塩を摂りましたか？」

まず、答えられないのではないかと思います。

そんなことは、自分で3食全部つくっていて、かつ、よほど知識がある人でなければ把握できません。ましてや、外食やできあいのお総菜が多ければ、そこにどのくらいの塩が使われているかなど知りようがありません。

それに、塩分の感じ方は人それぞれです。あなたが「薄い」と感じている味を、ほかの人がそう感じるかどうかはわかりません。

だから、「自分は最近、減塩に取り組んでいる」と思っていても、それは**「自分基準」に過ぎず、実際には塩分過剰摂取に陥っている可能性は大きい**のです。

「塩分を感じて」いますか？

ある企業の打ち合わせが長引き、昼食に幕の内弁当が配られました。

出席者は中年の男性が多く、たいていの人たちが、添えられているパック入りの醬油、ソース、ドレッシングといった調味料を躊躇なく料理にかけていました。ところが一人、それらをほとんど使おうとしない人がいました。

「もしかして、塩分を控えているのかしら」

私が理由を問うと、その人は言いました。

「味が濃く感じられるんですよね。この弁当はまだましだけど、僕、コンビニの弁当とか途中で嫌になっちゃうんですよ、しょっぱくて」

すると、周囲の人たちが一斉にからかいました。

「まったく、○○さんはセンシティブなんだから」

「愛妻弁当でなきゃダメですか」

みんなで笑って、食事タイムは終わりになりました。

他愛のないやりとりでしたが、私はそこに意味深いメッセージを読み取ることができました。

実は、そのお弁当は私にとっても味が濃く、ほとんど調味料を必要としませんでした。

しかし、一緒に食べていた20名ほどの人たちは、そうではないようでした。つまり、一部の人間が「しょっぱい」と感じ取れていた塩分を、多くの人は感じ取っていないということなのです。

それでも、「自分はしょっぱいものが好きだから、舌がマヒしているんだ」と自覚してそうなっているなら、まだ話は早いのです。昔の日本人はみな、漬け物などしょっぱいものが大好きでした。

問題なのは、「自分は結構、減塩に気をつかっている」というような現代人が、塩分を感じ取れなくなっていることです。

"見えない塩"に囲まれている現代人

その原因は明らかです。**今の世の中は「見えない塩」が蔓延している**からです。

先の男性が指摘したように、コンビニのお弁当には、かなりの塩が含まれています。

私があるコンビニでチェックしたおにぎり主体のお弁当は、その材料に「塩飯」と書かれていました。そして、具体的な塩分量については記載がありませんでした。

では、塩飯とはなんでしょう。自分でおにぎりをつくるときは、ご飯をにぎってから最後に塩をまぶしますね。しかし、このコンビニのおにぎりは、塩をまぜてから炊いたご飯を形成します。

結果的におにぎりの表面に塩がこないため、かえって塩味を感じにくくなっており「コンビニのおにぎりは薄味だ」と思っている人もいるようです。

医者から高血圧を指摘され、昼ご飯の内容を変えた四〇代の男性がいます。もり蕎麦が大好きで、ランチタイムには決まって会社近くの蕎麦屋に行き、つけ汁もそば湯で割って全部飲み干していました。しかし、「それでは塩分過剰になる」と注意され、コンビニのおにぎり2個とサラダを食べるようにしたのです。

でも私は、それでどの程度の減塩になっているか疑問に思っています。「塩飯」を使っていて、さらに具には焼き鮭や明太子などが入っているので、結構な塩分を摂ることになるのではないでしょうか。

また、その男性が選んだおにぎりは、含有塩分が「Na（ナトリウム）」で表記されていました。おにぎりに限らず、**加工して売られている食品には、ナトリウム表記のものが多くあります。**

わざわざナトリウム表記をしているのは、消費者心理を突いているのかもしれません。ナトリウムが塩分だと知っていても、ナトリウム量と食塩量は同じではないことまで理解している人は少ないでしょう。

実は、**ナトリウム量を食塩量に換算する場合、2・54倍にして考える必要があります。**たとえば、「ナトリウム2グラム」という表記がなされていたら、それは「食塩5グラム以上含まれているんだ」ということです。

こうして、明確な塩分量が記されていないか、ナトリウム表記がなされていることによって、多くの人が、気づかぬうちに塩をたくさん摂っているのです。

コンビニのお弁当に限らず、現代人に欠かせないファストフード、デリバリー食品、加工食品、インスタント食品、冷凍食品、できあいのお総菜などには、消費者の想像をはるかに超えた塩分が含まれていることがあります。

というのも、私たちが食べ物を口に入れたとき、瞬間的に「美味しい」と感じるのは、塩や砂糖、油によるところが大きいからです。お客さんにリピートしてもらうためには、手っ取り早く「美味しい」と思わせることが必要。味を濃くしていくのは、商売のためには仕方のないことなのかもしれません。

加えて、**加工食品や半調理品では、保存のためにも塩を用います。**

アメリカ穀物協会は、２０４０年には、**日本人が口にしている食品の約７割が、家の外でつくられたものになる**可能性があると予測しています。

健康は気になるけれど「手間や面倒は省きたい」という人も増加しています。「調理に手間をかけない」人と「調理しない」人を合わせると7割を超えているというデータ（「平成19年度　食と農への理解を基礎とする新たなライフスタイルのあり方の確立に関する調査」）も発表されています。

こうして、現代人は自分が想像しているよりはるかに多くの見えない塩を摂ることになるのです。

私たちは、「昔からの日本人の食事は塩分過剰になりがちだ」と教えられてきました。しかし、むしろ今は、**便利になった食生活こそが大問題**なのです。

サラリーマンの「サラリー」とは塩のこと!?

もともと私たち人間の体は塩を貯蔵しています。成人で、約200〜300グラムくらいの塩分が貯えられています。それは生きていくために必要だからです。詳しくは101ページ以降で述べますが、人間の体は約60兆個の細胞からできていて、1個1個が細胞内液で満たされています。その細胞がきちんとした形を保つためには、細胞外液との浸透圧が同じであることが必要です。これを「等張性」と言い、等張性を保つためには、ナトリウムは不可欠なのです。

塩は生きていくために絶対に必要な物質であるがゆえに、「美味しい」と感じるようにできているのでしょう。もし「不味い」のであれば、人は必要な塩分を摂取することなく死んでしまいます。それを避けるために、私たちの体には、塩を美味しく感じるというプログラミングがなされているのです。

しかし、それゆえ「摂りすぎてしまう」というジレンマも生まれるわけです。

ちなみに、**本能的に塩を求めるのは、人間に限ったことではありません。**動物も同様で、生命維持のために塩を欲しがります。

とくに牛はよく塩を舐めます。それを知っていた平安時代の帝の側室が、玄関前に

「盛り塩」をしたというエピソードがあります。

側室をたくさん持つ帝は、その日の気分で相手を選んでいました。そこで、自分のところへ来てほしい側室が盛り塩をしておくと、帝を乗せた牛車の牛が喜んでそれを舐め動かなくなり、帝はその側室の家へ入っていったというのです。

このように、動物にも人間にも欠かすことができない塩ですが、周りを海に囲まれている日本では、比較的入手が簡単でした。しかも湿度の高い夏にも食品を腐らせず、保存するために塩が必要でした。その結果として日本人は塩分を過剰摂取してきたのです。

しかし、そうはいかない国のほうが多かったのです。

海のない地域では、岩塩に頼ることになります。それもない地域では、遠くから運ばれてきたものをなんとかして手に入れなければなりません。地域によっては、塩は非常に貴重なものであり、昔のエジプトなどでは塩が給料として支払われていました。

サラリーマンの「サラリー」の語源は「ソルト」。サラリーマンとは「塩をもらう人」という意味なのです。

なぜ「日本人は塩分過剰」になるのか

海に囲まれた日本人の食生活は、昔から塩分が多いものでした。そのため、**日本食文化は「塩漬け文化」**とも言われてきました。

ひと昔前までの日本の食卓には、味噌汁や漬け物のほかに、梅干し、塩鮭、佃煮《つくだに》など塩味の強いものが必ずと言っていいほど並べられていました。煮物であっても、砂糖も多いうえに醤油もたっぷりという味の濃いものでした。

日本人がこうした食生活を送ってきた理由はいくつかあります。

まず、**第一に日本人の主食がお米であること**です。ほかの国々で主食として食べられるパンや麺類と違い、お米は粉にせずに粒の状態で食べます。ゆえに、ゆっくりと消化吸収され、血糖値の上昇も緩やかで腹持ちもいいのです。炭水化物の中でお米は栄養的に優れています。

一方で、なにも足すことなく、塩分もコレステロールもゼロの非常に優れた食品ということは、だからこそ、しょっぱいおかずとの相性が抜群とも言えるのです。

ご飯はくせがないので、和風のおかずでなくともどんなものとも合います。肉のソテーでも、魚のフライでも合います。

しかし、肉や魚自体の味が合うのではなく、その調理に用いられているしょっぱい味こそがご飯の美味しさを引き立てているのです。

だから、炊きたての白いご飯を出されて、「これを美味しく食べるのに、なにか一つだけ究極の一品を選んでください」と言われたら、多くの日本人が、漬け物、塩鮭、佃煮、明太子などを思い浮かべるのではないでしょうか。

とくに、経済的に豊かでなかった頃は、少ないおかずでいかにご飯をたくさん食べるかが重要でしたから、ますます塩味を強

●かつての日本人は、こんな食品からの塩分摂取が多かった！

＜塩分が多い食品リスト＞

食品名		塩分(g)
あじ干物	1枚（正味85g）	1.4
塩鮭	1切れ（80g）	1.4
たらこ	1/2腹（30g）	1.4
焼きちくわ	中1本（32g）	0.7
梅干し	1個（正味10g）	2.2
きゅうりぬか漬け	4~5切れ（30g）	1.6
たくあん漬け	30g	1.3

くする必要があったのです。

また、かつては**食べ物を「いかに保存するか」が非常に重要なテーマ**でした。

50年前の日本は、コンビニはもちろんスーパーすらない地域がざらにありました。今のような物流システムは確立されていませんでしたから、さまざまな食材を手に入れること自体が大変でした。

さらに、冷蔵庫も普及していませんでした。

私が小学生のとき、我が家に初めて冷蔵庫が届きました。木製の大きな箱で、電気ではなく氷の冷気で冷やすというものでした。毎日、氷屋さんがリヤカーで売りに来る氷を買わなければ冷気は保てません。だから、多くの家がそれを持つことはありませんでした。

今のように電気で冷やせる冷蔵庫が各家庭に普及したのは、人類の長い歴史のなかで見てみたらごく最近のこと。インターネットで注文した食品がクール便で自宅まで届き、それを冷凍庫に放り込めばOKなどということは、かつては考えられませんでした。

そうした状況にあって、**食品を保存するためには、お日さまに当てて干すか塩に漬け**

るという方法を取ることになります。

日本の夏は高温多湿でものが腐りやすく、冬場は雪に閉ざされてしまう豪雪地帯も多くあります。となればなおさら、手っ取り早いのは塩に漬けることでした。

私たち日本人には、「お米としょっぱいおかず」に対する愛着が、DNAレベルで刻み込まれていると言っても過言ではないでしょう。

もっとも、和食は今「健康食」として世界中から注目されています。多品目かつ新鮮な旬の素材を活かし、油をあまり使わないことがその要因となっています。出汁《だし》の旨味を活かして、ここにさらに減塩を加えることができたら最強です。

そのための啓蒙活動を農林水産省・厚生労働省・栄養の専門家たちが進めていて、多くの日本人がそのことをよく理解しています。

しかし、現実には、便利になった生活パターンが招き入れた「見えない塩」が、新しく立ちはだかっているのです。

一見健康な「無添加」が、塩を呼ぶ!?

現代人は健康への関心が高く、食材に気をつかう人が増えています。安価なファストフードに頼る人もいる一方で、無農薬野菜などを高いお金を支払ってでも手に入れようとする人もいます。

彼らは添加物にも敏感です。とくに、加工食品に含まれる防腐剤や保存料を嫌います。しかし、防腐剤や保存料といった添加物を使わなければ、その加工食品は腐敗しやすく、食中毒が心配です。それを**腐りにくくするためには塩を用いるしかありません。**

もし、あなたがソーセージメーカーの社長だったらどうでしょう。「無添加のソーセージが求められていて、それをつくると消費者が喜ぶ」となったら、製造するでしょう。そのときに、「腐って食中毒を起こしたら大変だ」という懸念も生まれます。そこで、防腐剤でもなく保存料でもない塩で保存性を高めたいと思うのではないでしょうか。

このように、**健康志向を追求したがために塩分摂取量が増えてしまうというパラドックス**も起きています。

現代に生きる私たちは、過去の〝塩漬け文化の時代の日本〟とは違う視点で、自分の塩分摂取状況を考える必要があるのです。

●日本人の１日当たりの食物繊維摂取量の推移

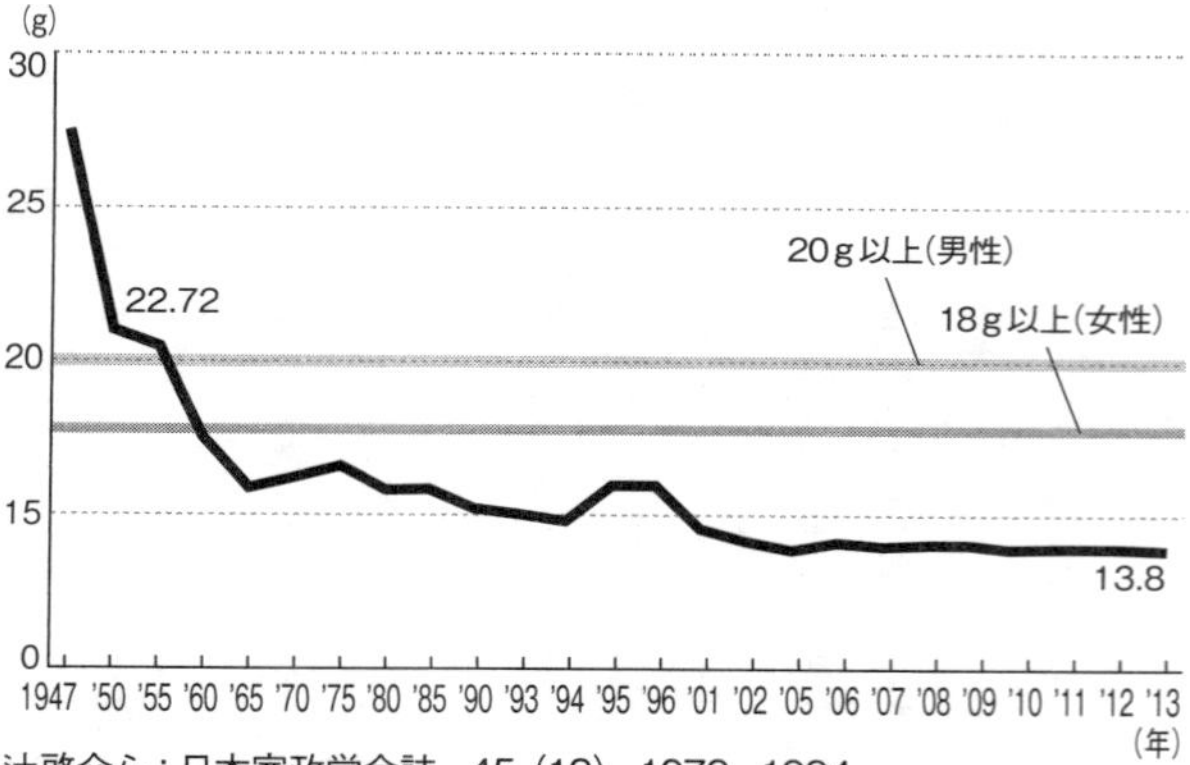

辻啓介ら：日本家政学会誌、45（12），1079，1994
●出典：国民栄養調査、国民健康・栄養調査（厚生労働省）

深刻な食物繊維、カリウム不足

同じように10グラムの塩を摂っても、それを**体内に溜め込むか、排出できるかによって健康への影響は変わってきます。**

１０４ページ以降で詳しく述べますが、**過剰な塩分を排出するために重要な働きをしてくれるのが腎臓**です。腎臓のおかげで、私たちはかなりの塩を摂っても、余分なナトリウムを尿中に排出するので、すぐに体調を崩すことはありません。

しかし、「塩分をたくさん摂っても腎臓がなんとかしてくれる」というのは大間違い。酷使していれば、やがて腎臓は悲鳴をあげ、塩分排出機能もダウンしてしまいます。

腎臓に頼ることなく、自分で少しでも塩分排出を促すためにどうしたらいいのか。それは水分摂取とともに食物繊維やカリウムが豊富な食品を摂ること。具体的には、次ページの表にあるような野菜、果物、海藻類などを積極的に摂ることです。

しかし、ファストフードやコンビニ食に頼っていると、どうしても食物繊維やカリウムは不足しがちになります。

成人が1日に必要とする食物繊維は、男性で20グラム以上、女性で18グラム以上（「2015年版日本人の食事摂取基準」）とされています。1957年くらいまで、日本人は1日に20グラムの食物繊維を摂っていました。しかし、今は15グラムを下回っています。とくに若い世代に不足が目立ち、四〇代でも男女ともに13グラム強しか摂っていません。

一方、カリウムについても、「2015年版日本人の食事摂取基準」では18歳以上の女性2600ミリグラム以上、男性3000ミリグラム以上が目標値になっているにもかかわらず、2013年には2293ミリグラム（20歳以上男女平均）と不足していま

●食物繊維を多く含む主な食品

食品名	1食分の目安（正味量g）	食物繊維含有量（g）
ごぼう	1/3本（70g）	4.0
里いも	中3個（100g）	2.3
干し柿	1個（50g）	7.0
あずき（茹で）	1/3カップ強（100g）	5.9
甘栗	12個（50g）	4.3
納豆	1パック（50g）	3.3
切り干し大根（乾）	1人分（10g）	2.1
ひじき（乾）	1人分（10g）	4.3
モロヘイヤ	お浸し1人分（50g）	3.0
エリンギ	1本（50g）	2.2
ライ麦パン（ライ麦50%）	1枚（60g）	3.4
キウイフルーツ	1個（100g）	2.5

●カリウムを多く含む主な食品

食品名	1食分の目安（正味量g）	カリウム含有量（mg）
里いも	中3個（100g）	640
さつまいも	1/2本（100g）	470
じゃがいも	小1個（100g）	410
アボカド	1/2個（80g）	576
キウイフルーツ	1個（100g）	290
バナナ	1本（100g）	360
トマトジュース	1カップ（200g）	520
カボチャ	中2切れ（100g）	450
スイートコーン（茹で）	中1/2本（100g）	290
ブロッコリー（生）	1/4個（50g）	180
大豆（茹で）	1/2カップ（65g）	370
そら豆（茹で）	12粒（50g）	195

す。

食生活の変化により、**塩分排出に役立つ、食物繊維やカリウムといった栄養素の摂取量が減っているにもかかわらず、見えない塩によって塩分過剰になっている。**これが現代人の日常なのだということに気づかなければなりません。

現代の日本人はどれだけ塩分過剰か

WHOが推奨する1日の塩分摂取量は5グラム未満なのに対し、日本の厚生労働省は、男性は8グラム未満、女性は7グラム未満に抑えることを提唱しています（「2015年版日本人の食事摂取基準」）。

ところが、2013年に厚生労働省が発表したデータでは、男性（20歳以上）で11・1グラム、女性（20歳以上）で9・4グラム、塩分を摂っています。減塩意識は高まっているとはいえ、まだまだ私たちは塩を摂りすぎています。**世界から見れば、いまだに日本人は「塩漬け文化」の中にいる**のかもしれません。

もっとも、本当に海外の人たちが日本人ほど塩を摂っていないのかについて、私は懐

●加工食品に含まれる塩分

食　品　名	塩分(g)
食パン(6枚切り)　1枚	0.8
ロースハム　2枚(40g)	1.0
ウインナーソーセージ　2本(30g)	0.6
魚肉ソーセージ　1本(75g)	1.4
プロセスチーズ　1cm2切れ(24g)	0.7
粉末コーンスープ　1袋(15g)	1.1〜1.4
焼き豚　3枚(45g)	1.1
即席中華麵(油揚げ味付け麵)　1袋(100g)	6.4
和風スタイル即席カップ麵(油揚げ)(100g)	6.9

疑的です。

たとえば、フランス人の塩分摂取量の平均は8・4グラム(2010年)だといいます。しかし、実際に現地で食事を摂っていると、パン、チーズ、ハムやソーセージなど、かなりしょっぱいものを食べていることがわかります。

「こんな食事で、1日に8・4グラムってあり得ないよね」

これが、昨年私たち日本人のグループがフランスに味覚の学習に行ったときの一致した意見でした(※フランス食品環境労働衛生安全庁〈ANSES〉は、塩分を1日当たり最大6・8グラムまで減らすように助言している)。

フランスに限らず、そもそも塩分摂取量を大規模に調査したデータは、海外にはなさそうです。

日本のように大人数を調べ、厳密に統計を取っておらず、地域的なデータによる数字を出しているに過ぎないのではないかと私は思っています。

いずれにせよ、日本でも他国でも、便利な加工食品が増えれば増えるほど、塩分過剰になるのは間違いのない事実です。しかも、それは目に見える数字になりにくくなっています。ある意味、日本においても正確な調査は難しくなっていくと言えるでしょう。

摂った塩は尿から体外に捨てられるので、1日の尿をすべて集めて測定した調査(国際標準の塩分摂取量調査)によると、日本人男性で14グラム、女性で11・8グラム摂取しているのではないかという報告もなされています(2014年9月4日放送のNHK『クローズアップ現代』。東京大学大学院教授佐々木敏氏による調査)。

これはあくまで平均ですから、濃い味付けが好きな人で、かつ外食が多い人は、どれほどになるか予想もつきません。

元気で死ぬには

ちょっと古い話になりますが、1981年、総理府が「終《つい》の看取り調査」というのを行いました。それによれば、**元気で長生きした人ほど、寝込む日数が少なくあっさり逝く傾向があったとか。**

生きているうちはすべての臓器がちゃんと機能していて、そのときが来るとすべての機能が衰えていく。元気で長生きした人は、まさに理想的な「ぴんぴんころり」を目指せるのです。

次ページのグラフを見てください。日本人の平均寿命と健康寿命が一目でわかります。「健康寿命」とは、寝たきりになったり介護を必要としたりすることなく、自立して健康な生活が営める期間のことで、2000年、WHOによって定義されました。

これを見ると、日本人の平均寿命は、たしかに男女ともに延びています。しかし、健康寿命との差を考えれば、それを単純に喜ぶことはできません。

男性で約9年、女性で約13年、なんらかの介護を必要として生きる人が多いことを、このグラフは示しています。

●日本人の平均寿命の推移

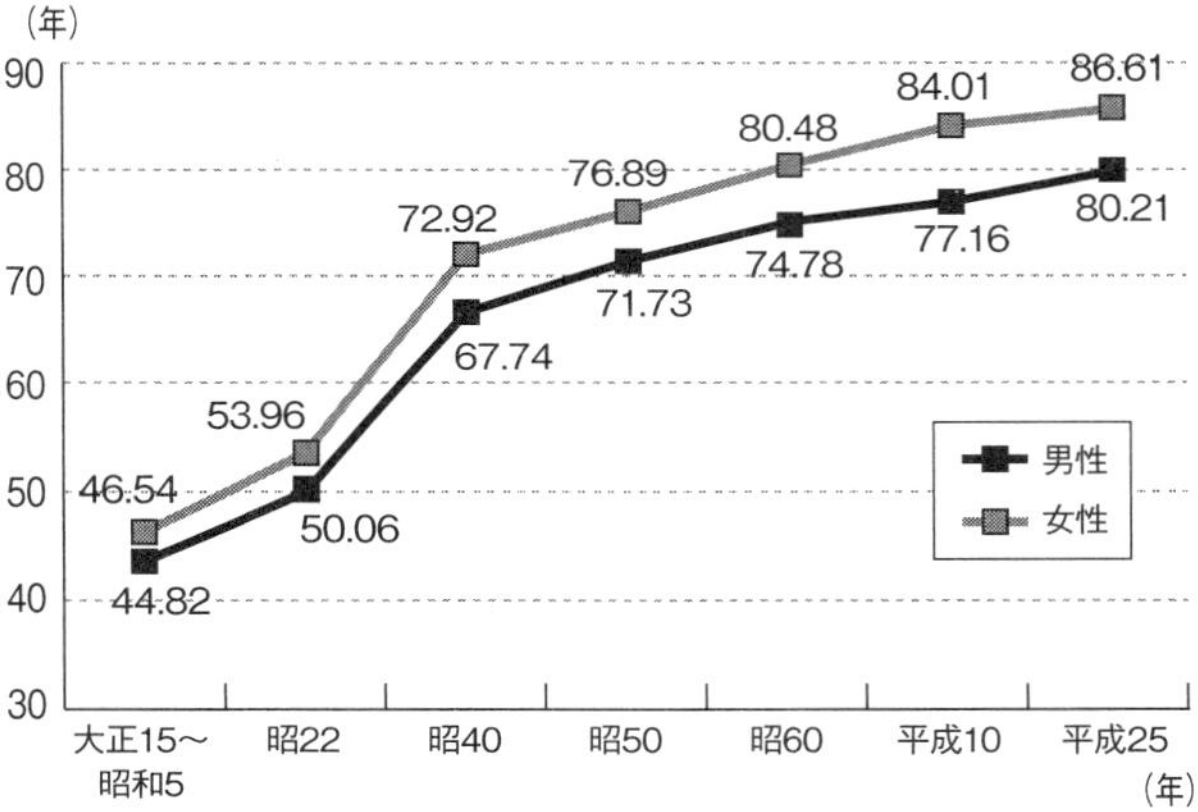

●平均寿命より、健康寿命が大切(平成22年)

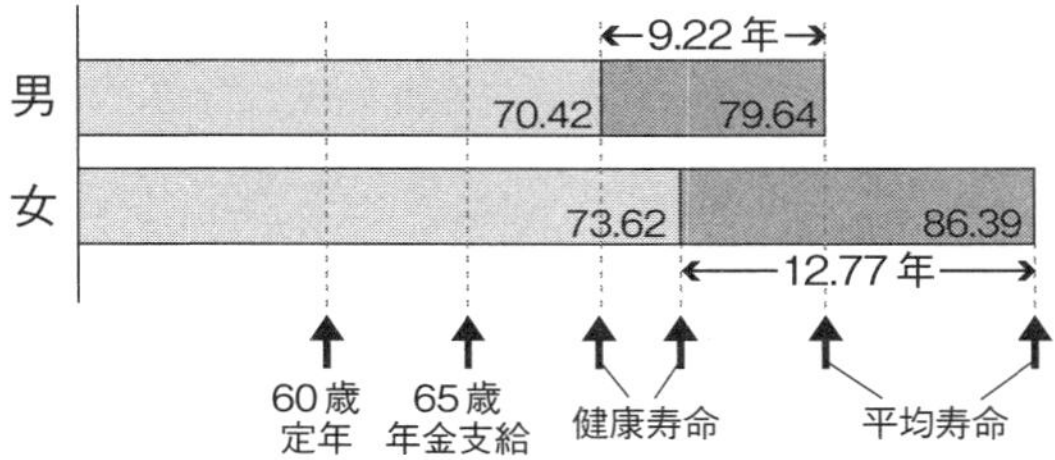

資料：平均寿命は、平成13、16、19年は、厚生労働省「簡易生命表」、
平成22年は「完全生命表」
健康寿命は、厚生労働科学研究費補助金「健康寿命における
将来予測と生活習慣病対策の費用対効果に関する研究」

●出典：厚生科学審議会地域保健健康増進栄養部会・次期国民健康づくり運動プラン策定専門委員会「健康日本21（第二次）の推進に関する参考資料」

さらに、あくまで平均値であることを考えると、もっと長い期間を寝たきりで過ごしている人もたくさんいるでしょう。

それでも、今の高齢者はまだ救いがあります。年金も受け取れているし、支えてくれる自分より若い世代も多くいます。医療制度もなんとか機能しています。

また、外食に頼らずに自分の食事は自分でつくってきた世代であるだけに、もともとの健康状態が比較的いいということもあります。

ところが、今働き盛りの世代はそうではありません。年金は減らされ、医療制度も頼りにはできません。

そもそも、人口構造が逆ピラミッドに近づいていくのですから、単純に計算しても「自分の面倒を見てくれる人はいなくなる」と考えたほうがよさそうです。

実際に、総人口に占める65歳以上人口の割合は、過去最高の26・7％（平成27年総務省統計局）にもなっています。また、２０６０年には、2・5人に1人が65歳以上になり、80歳以上の人も１０００万人を超えていると予想されます。こんな状況で高齢者を支えることはとても無理な話でしょう。

●65歳以上の人口の割合がどうなっているか？

平成27年

	人口（万人）				総人口に占める割合（%）			※人口性比
	男女計	男	女		男女計	男	女	
総人口	12683	6168	6515	総人口	100.0	100.0	100.0	94.7
0〜14歳	1609	824	785	0〜14歳	12.7	13.4	12.0	105.0
15〜64歳	7690	3881	3809	15〜64歳	60.6	62.9	58.5	101.9
65歳以上	3384	1462	1921	65歳以上	**26.7**	23.7	29.5	76.1
70歳以上	2415	995	1420	70歳以上	19.0	16.1	21.8	70.0
75歳以上	1637	633	1004	75歳以上	12.9	10.3	15.4	63.0
80歳以上	1002	351	650	80歳以上	7.9	5.7	10.0	54.0
85歳以上	501	150	351	85歳以上	3.9	2.4	5.4	42.8
90歳以上	184	42	142	90歳以上	1.5	0.7	2.2	29.8
95歳以上	46	8	38	95歳以上	0.4	0.1	0.6	20.6
100歳以上	6	1	5	100歳以上	0.0	0.0	0.1	15.3

平成26年

	人口（万人）				総人口に占める割合（%）			※人口性比
	男女計	男	女		男女計	男	女	
総人口	12706	6179	6527	総人口	100.0	100.0	100.0	94.7
0〜14歳	1624	832	792	0〜14歳	12.8	13.5	12.1	105.0
15〜64歳	7788	3927	3861	15〜64歳	61.3	63.6	59.1	101.7
65歳以上	3295	1420	1875	65歳以上	**25.9**	23.0	28.7	75.8
70歳以上	2382	980	1402	70歳以上	18.7	15.9	21.5	69.9
75歳以上	1590	612	978	75歳以上	12.5	9.9	15.0	62.5
80歳以上	964	335	628	80歳以上	7.6	5.4	9.6	53.3
85歳以上	477	141	336	85歳以上	3.8	2.3	5.2	41.9
90歳以上	171	38	133	90歳以上	1.3	0.6	2.0	28.7
95歳以上	41	7	34	95歳以上	0.3	0.1	0.5	20.7
100歳以上	6	1	5	100歳以上	0.0	0.0	0.1	15.7

資料：「人口統計」
※）女性100人に対する男性の数
注）人口は、万人単位に四捨五入してあるので、内訳の計は必ずしも合計に一致しない。

●出典：総務省統計局ホームページ

となればなおさら、**健康寿命を少しでも延ばし、介護を必要とする期間を短くして死んでいくことを考えねばなりません。**「元気に長生きして元気に死ぬ」ことが、シビアに求められるのです。

しかし、**健康管理において一番ダメなのが働き盛りの世代**なのです。彼らは今は倒れずにいても、いつどこでどうなるかわからない状況にあると言えます。

「沖縄は長寿県」は、もう昔の話!?

働き盛りの健康状態の悪さが、最も顕著に表れたのが沖縄県です。

1980年代、沖縄県は男女ともに平均寿命のトップを誇っていました。温暖な気候に加え、ゴーヤやもずく、昆布、豆腐などを多用する健康的な食事が、県民の健康に寄与していたと思われます。

ところが、1985年をピークに、寿命の延びが鈍くなっていきます。とくに男性で変化が激しく、1990年に1位の座を長野県に譲った頃から急速に順位が下がり、2000年には26位にまで落ちてしまいました。これは「26ショック」と呼ばれ、世界の

●都道府県別平均寿命（2010年）

（単位：年）

	男		女	
	都道府県	平均寿命	都道府県	平均寿命
…	全国	79.59	全国	86.35
1	長野	80.88	長野	87.18
2	滋賀	80.58	島根	87.07
3	福井	80.47	沖縄	87.02
4	熊本	80.29	熊本	86.98
5	神奈川	80.25	新潟	86.96
6	京都	80.21	広島	86.94
7	奈良	80.14	福井	86.94
8	大分	80.06	岡山	86.93
9	山形	79.97	大分	86.91
10	静岡	79.95	富山	86.75
11	岐阜	79.92	石川	86.75
12	広島	79.91	滋賀	86.69
13	千葉	79.88	山梨	86.65
14	東京	79.82	京都	86.65
15	岡山	79.77	神奈川	86.63
16	香川	79.73	宮崎	86.61
17	愛知	79.71	奈良	86.60
18	石川	79.71	佐賀	86.58
19	富山	79.71	愛媛	86.54
20	宮崎	79.70	福岡	86.48
21	三重	79.68	高知	86.47
22	宮城	79.65	東京	86.39
23	埼玉	79.62	宮城	86.39
24	兵庫	79.59	香川	86.34
25	山梨	79.54	北海道	86.30
26	島根	79.51	長崎	86.30
27	新潟	79.47	鹿児島	86.28
28	徳島	79.44	山形	86.28
29	群馬	79.40	岐阜	86.26
30	沖縄	79.40	三重	86.25
31	福岡	79.30	愛知	86.22
32	佐賀	79.28	静岡	86.22
33	鹿児島	79.21	徳島	86.21
34	北海道	79.17	千葉	86.20
35	愛媛	79.13	兵庫	86.14
36	茨城	79.09	鳥取	86.08
37	和歌山	79.07	山口	86.07
38	栃木	79.06	福島	86.05
39	山口	79.03	秋田	85.93
40	鳥取	79.01	大阪	85.93
41	大阪	78.99	群馬	85.91
42	高知	78.91	埼玉	85.88
43	長崎	78.88	岩手	85.86
44	福島	78.84	茨城	85.83
45	岩手	78.53	和歌山	85.69
46	秋田	78.22	栃木	85.66
47	青森	77.28	青森	85.34

●出典：厚生労働省ホームページ

ニュースになるほど衝撃的な出来事でした。そして2010年の調査では、男性はなんと30位になってしまいました。

女性は今もなんとか3位（2010年）に食い込んでいますが、**沖縄はもはや以前のような健康長寿県ではなくなってしまいました。**

一方で、過去長い間、沖縄は健康長寿県でしたから、元気で長生きしているおじいちゃんやおばあちゃんが今も大勢います。

ところが、彼らの子ども世代には、働き盛りで亡くなる人が多く、あちこちで「逆さ仏」現象が起きています。逆さ仏とは、仏になる順番が逆、つまり、**子どもが親より先に亡くなってしまう**ことです。

どうして、こんな悲劇が相次ぐのでしょうか。

食事に注目すればわかります。

沖縄県で、今の働き盛りの世代が好んで食べるのは、スパムやハンバーガーなどアメリカ文化の影響を強く受けているものです。私たちが沖縄の伝統食としてすぐに思い浮かべるゴーヤチャンプルは、沖縄の若い世代には不人気で、そもそもゴーヤ自体が食べられなくなっているそうです。

給食での残食率はゴーヤが高く、どうやって沖縄の伝統食を子どもたちに伝えていくかが大きな課題となっていると、地元で聞きました。

もっとも、こうした問題は沖縄県に限ったことではありません。全国的に、子どもから働き盛り世代にいたるまで、食事を家庭外に依存する食の外部化が進み、野菜や豆類、海藻類などを食べなくなっています。このままでは、同じような事態があちこちで展開されていく恐れもあります。

自分のお葬式を親にあげさせるという親不孝をしないためにも、働き盛りの世代の意識改革は必須なのです。

ぴんぴんころりを実現する長野県

2013年の調査によれば、長寿日本一は男性、女性ともに長野県でした。男性は1990年からずっと全国1位が続いています。

こういう順位は、入れ替わりがつきものですが、長野県の躍進は栄養学会や医学会でも大きな話題になりました。

というのも、長野県はかつて決して健康長寿県ではありませんでした。１９６５年の調査では、男性は９位、女性は26位となっています。しかも、脳卒中の死亡率は男女ともにトップでした。

周囲に海がなく、冬は雪に閉ざされる地域が多い長野県では、人々は食料保存のために塩を多用しました。そして、味噌汁を飲み、漬け物を食べ、冬は雪のために外出せず、こたつに入って政治談義を交わすという県民性がありました。

そのため明らかな塩分過多と運動不足で、高血圧患者が多く、それが脳卒中の引き金になっていると考えられました。

そこで、なんとか**脳卒中を減らそうという、県を挙げての試みが始まります。**

長野県は縦に長いので、北と南の２つに分けての勉強会が開催され、私も何度か講師として呼ばれたことがありました。

また、戦後間もなくから「保健補導員活動」が始まり、１９６７年からは「食生活改善推進員」の方々が各家庭を訪問して、味噌汁の塩分を測ったり、減塩の漬け物のつくり方を教えたりといった細かい指導が行われた結果、県民の塩分摂取量が徐々に下がっていきました。

とはいえ、まだ他県と比べて塩分摂取量が少ないとは言えない長野県が長寿県になったのには、山に囲まれた自然環境の素晴らしさや、新鮮な野菜の摂取なども寄与しているようです。

そして、**一番の効果を示したのが、人々の意識の変化**でしょう。

県を挙げての啓蒙活動によって、長野県の人々の意識は相当、高くなっています。

たとえば、佐久市には、地元の商店街の人たちの努力によって「ぴんころ地蔵」がつくられました。そのほか、「ぴんころせんべい」「ぴんころ饅頭」「ぴんころ弁当」などという商品も目につきました。

元気で長生きして、あるときころっと逝く「ぴんぴんころり」は、いつの時代も私たちの理想の死に方です。高齢者医療の向上とともに、それを目指しているわけです。

脳卒中が多かった頃の長野県は、ぴんぴんころりどころか「ねんねんころり」が蔓延していました。多くの家庭で、寝たきりの老人を長年にわたって介護し、見送るということが行われていたのです。

しかし、もはや介護する人手はありません。それを見越して、**県の活動に加え独自の啓蒙運動を広げ、寝たきりを減らすことに成功**しています。

アメリカの試み――国民の意識が変わり、食事が変化した

食を見直すことで健康な体をつくろうという試みは、これまでも世界のあちこちでなされています。

今から30年ほど前、すでに肥満大国となっていたアメリカでは、太りすぎによって起こる疾患が深刻な問題になっていました。そこで、農務省が中心となって啓蒙活動を行いました。

その内容に興味を持った私は、農務省が作成した「食生活献立集」というのを手に入れました。すると、そこには「アメリカ人よ」という呼びかけに続いて、**いかに塩と砂糖と油を控えることが重要かが書かれていた**のです。

「すべての生活習慣病の元凶は塩と砂糖と油だ。しかし、これらは美味しさのもとでも

あり、ただ抜いたのでは続かない。体にいい食事を美味しくつくれてこそ継続できる。そこで、もっとハーブやスパイスを使いなさい。アメリカにはこれまでハーブやスパイスの歴史がなかった。だから塩や砂糖や油を使いすぎるのであって、これらを用いることで美味しく味付けされた体にいい食事がつくれる」

当時のアメリカはベトナム戦争の傷がまだ癒えない頃で、ヒッピーの人たちを中心に自然回帰の動きが出ていました。そんな彼らは、地中海地方のハーブや、アジアや中東のスパイスを積極的に取り入れるようになりました。

そうした動きもあって、なんにでもケチャップやマヨネーズをかけてしまうようなアメリカの食文化にも徐々に変化が出てきたのです。

※ハーブについては第4章でも触れます。

イギリスの実証──政府主導の減塩で、健康な人が増え、医療費削減に成功

イギリスでは、**政府主導**で減塩に取り組み、大きな成果を上げました。NHKの『クローズアップ現代』でも取り上げられたので記憶にある人もいるでしょう。

この取り組みですごかったのは、個人に減塩を求めるだけではなく、食品加工業界を巻き込んだことです。

イギリス政府は、加工食品のメーカーに指示を出し、製品に含まれる塩分量を徐々に減らすように命じました。買っている消費者には気づかれないように、徐々に減らしていくのです。

消費者は、いつものように同じ加工食品を買って食べているのに、摂取する塩分量が自動的に減っていきました。その**結果として高血圧疾患などが減り、実際に莫大な医療費削減に成功した**というのです。

ここでわかることは、**減塩は段階的に行えば成功しやすい**ということです。いきなり薄味になると抵抗があっても、徐々に減らしていけばできてしまうのです。

日本の食品メーカーでも、味のマイナーチェンジはたびたび行われています。

たとえば、同じカップラーメンであっても、その時代時代の人々の食嗜好に合わせ、少しずつ味を変えています。ただ、それが少しずつであるために、食べている本人は気づきません。

もし、日本人の多くが塩分摂取量を減らし、薄味志向になっていけば、メーカーもそれに合わせてくるでしょう。そうしなければ売れなくなりますから。

しかし、逆であればどんどん塩分を濃くしていくことになります。

「これだけ減塩が叫ばれているんだから、薄味志向になるでしょう」と普通なら考えたいところですが、外食やできあいの食品から塩を摂りすぎる傾向にある現代人は、ますます塩分過多の方向へ行かないとも限りません。

塩分に注意するなら、食そのものへの意識を変える

さて、ここまで、ちょっと悲観的なことも述べてきました。

「知らずに摂っている見えない塩があるのなら、もう減塩なんてできないじゃないか」と不安を増幅させてしまった人もいるかもしれません。

しかし、こういう時代だからこそ、私たちは生き方を見直すいいチャンスを与えられているのではないかと思います。

具体的な方法は第4章で述べますが、見えない塩に囲まれている現代人は、塩分摂取

量を管理しようと考えたら、自分で自分の食事をハンドリングするしかありません。

このような言い方をすると「面倒な話だ」と感じる人もいるでしょう。でも、私たちの人生において、実はこれほど重要なことはほかにありません。

私たちの健康状態というのは毎日、変化しています。細胞1個1個からして、状態が良くなったり悪くなったりしています。

そこには、気候などの環境、運動、ストレス……といろいろな要因がありますが、**私たちの体に最も大きな影響を与えるのが食事**です。私たちの体が、毎日、口にする食べ物からできているというのは間違いのない事実です。

それほど重要な食事を、つい軽視してしまうのはなぜでしょう。

忙しいから？　昔の人たちだって、同じように忙しくしていたのですから、それは本当の理由ではないでしょう。

たぶん、「軽視したいのではなく、なんとなくそういうレールに乗っている」だけなのではないでしょうか。

たとえば、「今日の夕飯はなにをつくろうか」と考えてスーパーに寄ったとき。できあいの総菜が目に飛び込んでくれば、「これを買って帰ればラクかもしれない」と考えるでしょう。もちろん、その選択をするのも自由ですが、自分の好きなように料理をつくるという楽しみもあなたには与えられています。

道を歩いていたら、ドーナツ店から美味しそうな揚げたての匂いがぷーんとしてきたので、思わず買ってしまったということもあるかもしれません。ときに、そうした衝動買いも楽しいですが、いつの間にか、「あの道を歩いたときには、買わないとなんとなく寂しい」と習慣になっていないでしょうか。

現代という時代において、私たちはあまりにもたくさんの「こうしてみたら便利だよ」「ぜひこれをおやりなさい」という情報に晒されていて、実は判断力を失っているのではないかと思うのです。

グローバル化の波に流され、ビジネスパーソンも家庭の主婦も学生も子どもたちさえも、どこかそわそわしています。

「英会話くらいできなくては」

「なにか特別な資格を持たなくては」

忙しい中でスクールに通ったり、勉強の時間をひねり出しています。あるいは、健康管理のためにスポーツクラブの会員になっている人も多いでしょう。

もちろん、そういった活動自体はとてもいいことだと思います。

でも、そういう時間があるなら、「自分の食について考えてみる」「自分の食事をつくってみる」「できないなら料理教室に行ってみる」ということをしたほうが、もしかしたらはるかに重要かつ効果的な自己投資になると思いませんか？

英会話ができても、資格があっても、健康でなくてはそれを活かしきれません。健康でなくては、そもそもスポーツクラブにも行けません。

最も重要な「健康」に自分自身でコミットする権利を、放棄しないでほしい。それこそが、私が本書で訴えたい一番のテーマなのです。

第2章
私たちは健康&食について理解が足りない

社会が変われば食が変わり、食が変われば病気も変わる

まだ、日本が貧しかった頃、お腹いっぱい食べることが人々の大きな望みでした。

戦後間もなくは、満足な食物が手に入らなくて餓死する人、栄養失調死する人がたくさんいたそうです。

当時は、命を落とす病気は、結核や感染症が主でした。栄養状態に加え、衛生状態も悪かったことが大きく影響しているでしょう。結核は、1944年にストレプトマイシンが発見されたことで、ようやく治る病気になりました。

戦後、経済が発展し、そこそこご飯が食べられるようになっても、まだまだ豪華なおかずが一般家庭の食卓に並ぶことはありませんでした。たいていの家庭では、味の濃い少量のおかず、味噌汁、漬け物とご飯が食べられれば充分といったところでした。

こうした塩漬け文化の食事をしていたため、多くの人が脳卒中で命を落としました。

かつての日本人の死因は脳卒中（なかでも脳出血）が1位でしたが、これは塩分過剰摂取などが招く高血圧疾患が多かったからです。

やがて、日本人の食事がどんどん欧米化していきます。高脂肪でカロリー過多なものを食べるようになり、肥満者が増えていきます。同時に、糖尿病や脂質異常症、心筋梗塞といった血管系疾患も激増し、脳卒中の中では脳梗塞が脳出血を抜きます。

一方、**がんが右肩上がりで増え続け、今は死因のトップ**です。

医療が発達しているにもかかわらず、がんによる死者数増加を抑えることはできていません。衛生環境の改善などによって減っているがんもありますが、全体的に見れば「増加の一途」と言わざるを得ません。

ただ、その中身は変遷しています。かつては、日本人の命を奪うがんと言えば、圧倒的に胃がんが多かったのですが、**食生活の変化により、大腸がんの増加が目立ちます。**

２０１３年のデータではすでに**日本女性の部位別死亡者数では大腸がんが1位**。大腸を結腸と直腸に分けた場合、結腸がんが3位、直腸がんが9位になっています。

そして、**大腸がんの大きな原因に挙げられるのが食生活の欧米化**です。

ほかの部位のがんについても、発症と食生活に因果関係はあるでしょう。ある種の添加物には発がん性があることが証明されています。また、緑黄色野菜にはがん発生の抑

●がんの主な部位別死亡者数の年次推移

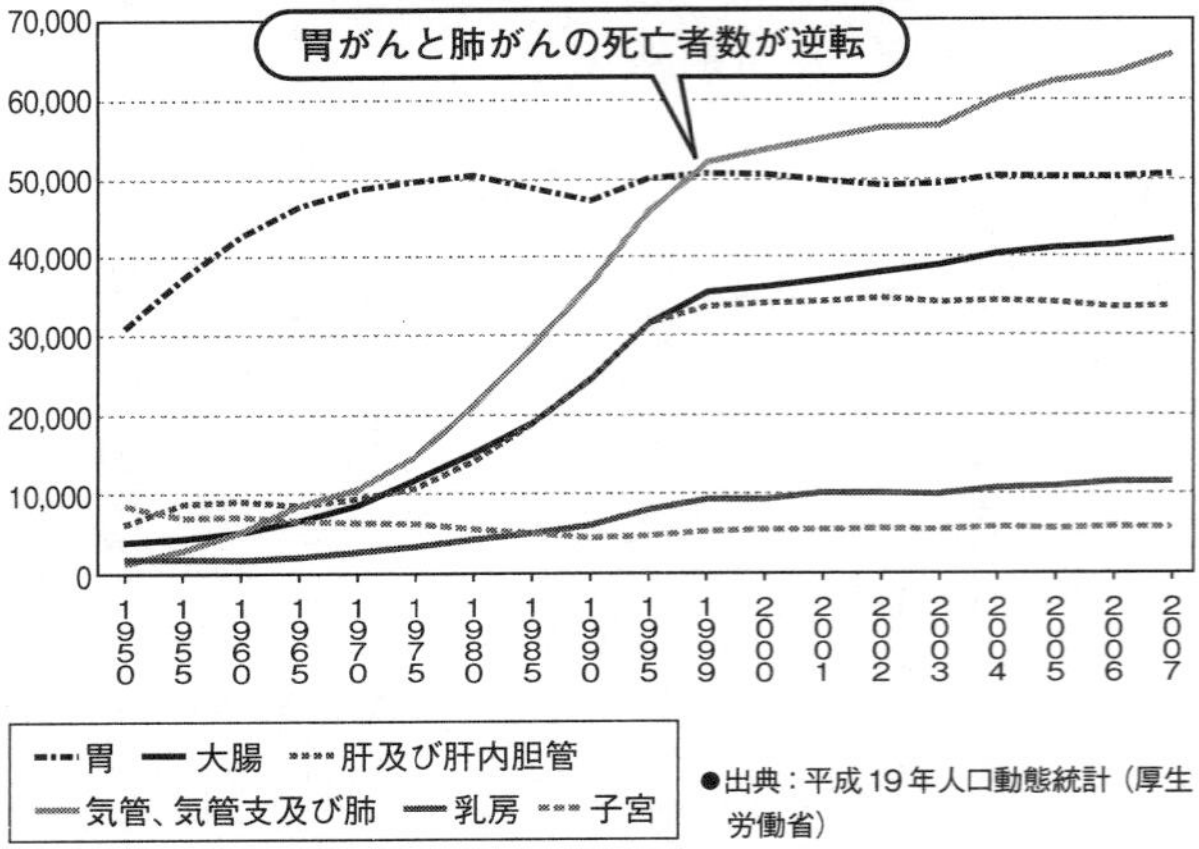

●出典：平成19年人口動態統計（厚生労働省）

制効果があると言われていますから、これらが不足することも問題でしょう。

なにが正解かは断言できませんが、毎日口にしているものとがんの発生が無関係だとは私は思いません。

また、戦後70年経った今、1日の摂取エネルギー量は、驚くことに、食料難だった時代より低下しています（55ページ上のグラフ）。**カロリー過多でメタボになる人のいる一方で、ビタミンやミネラルなどが不足する人や、カロリーやタンパク質が不足している「低栄養」の人などの「新型栄養失調」**も問題になっているのです（詳しくは56ページグラフ）。

●エネルギー摂取量の年次推移（1人1日当たり）

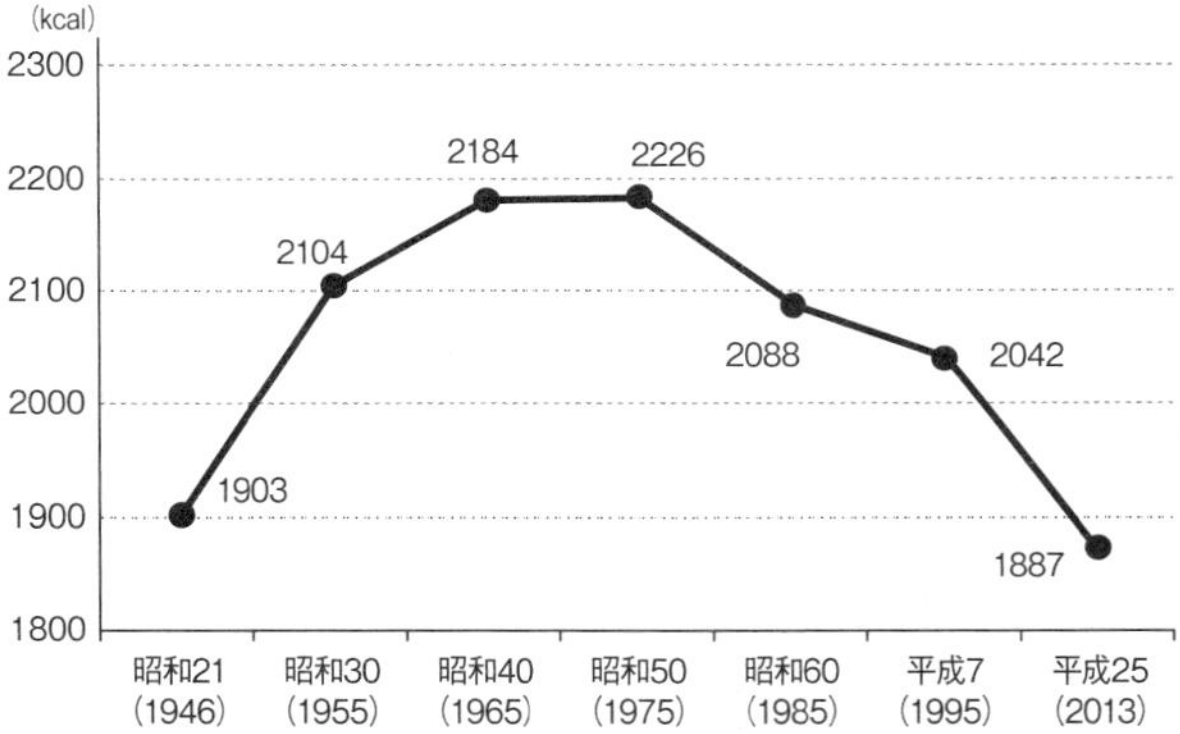

●食生活の欧米化によるPFCバランス(%)の変化

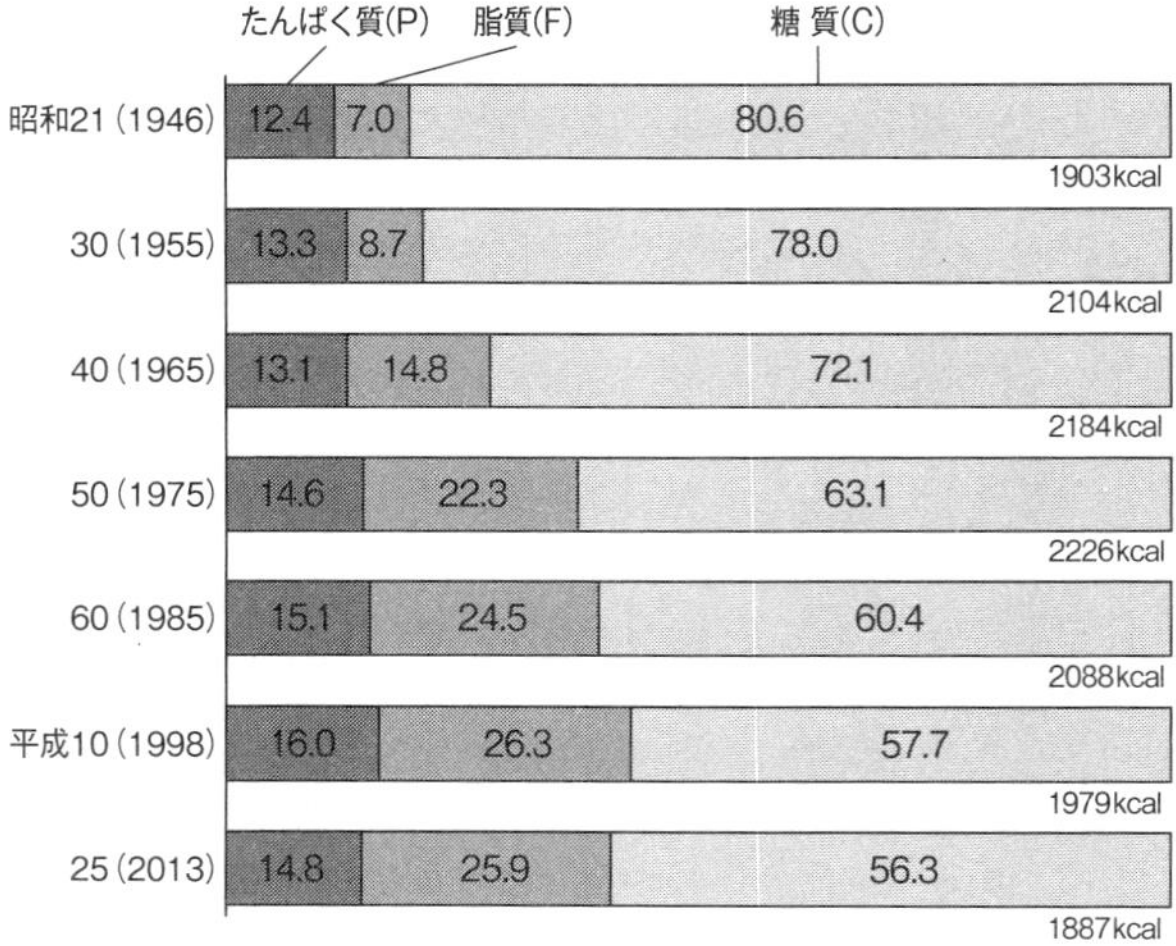

●出典：国民健康・栄養調査（厚生労働省）

●男の肥満と女のヤセが増加

肥満者（BMI25以上）の割合（20歳以上・男性）

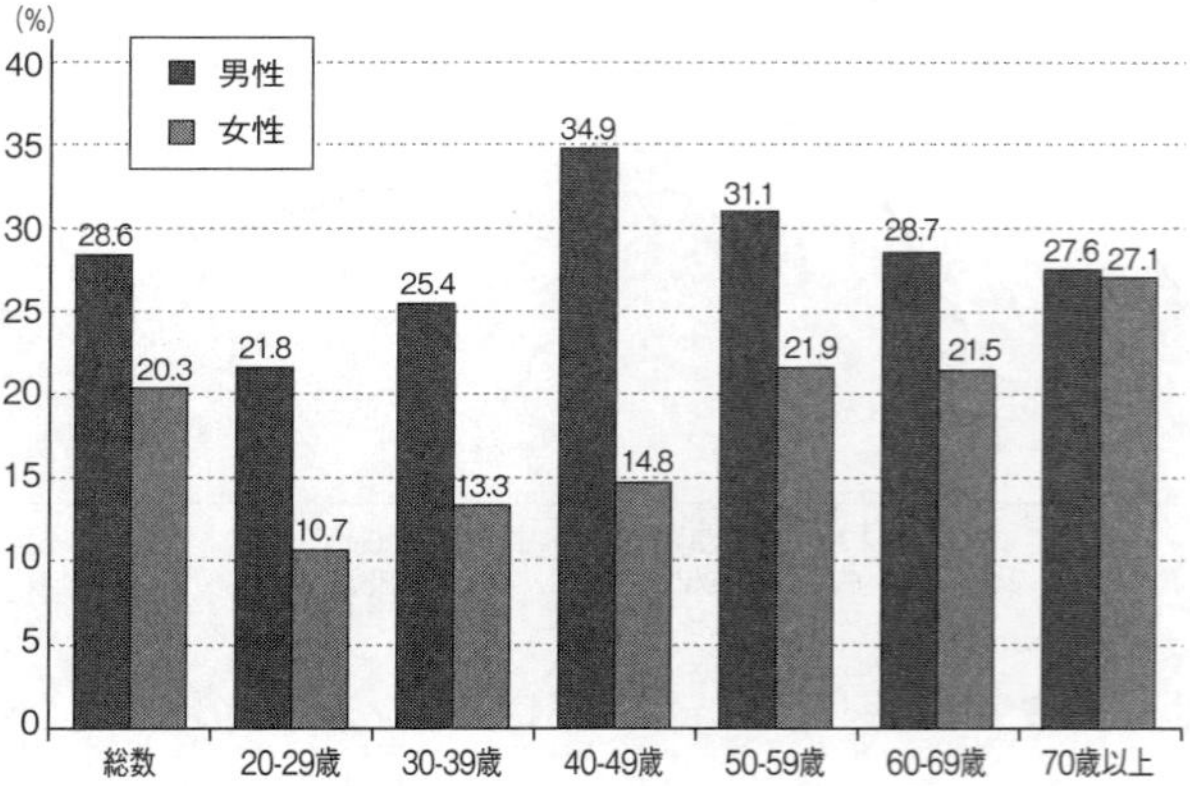

低体重（やせ）の者（BMI18.5未満）の割合（20歳以上・女性）

20代女性はやせすぎの人が多い！

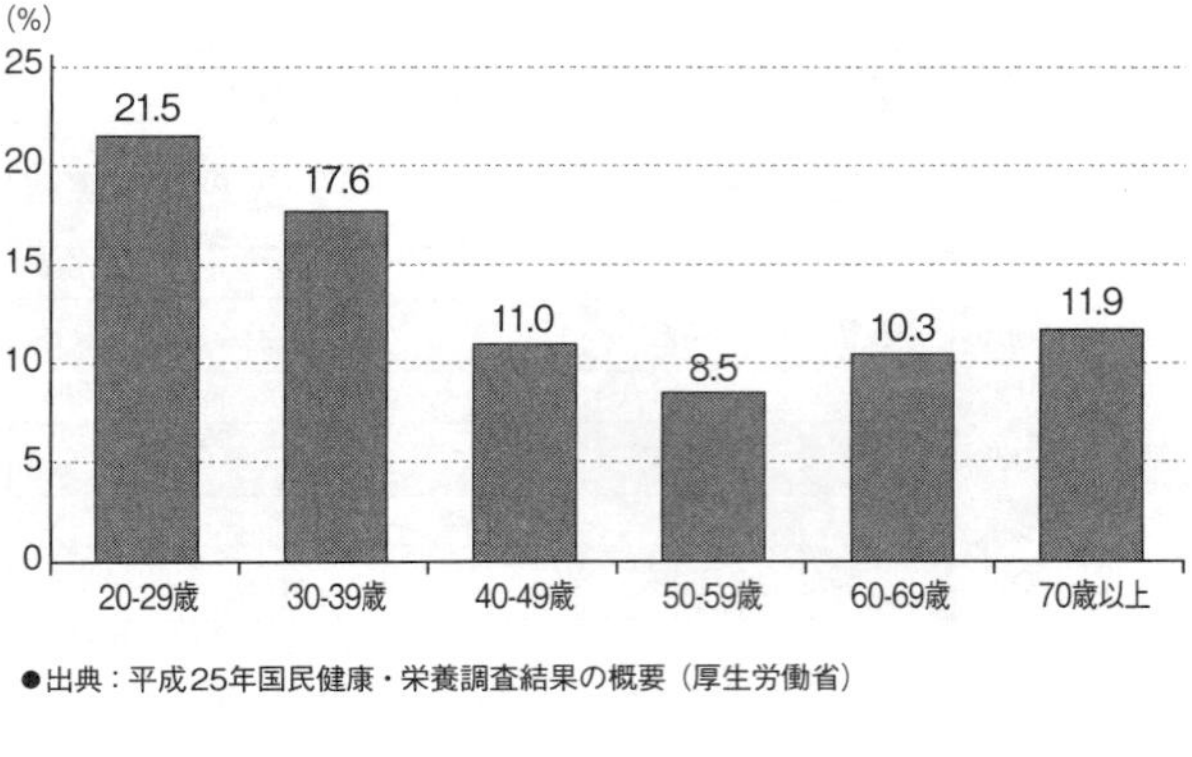

●出典：平成25年国民健康・栄養調査結果の概要（厚生労働省）

これらの病気はすべて、食生活の変化と強くリンクしています。

社会が変われば食が変わり、食が変われば病気も変わる。私たちは、まさにそれを体現しているのです。

「栄養学」とは違う！「食養生」という考え方

現代人は、健康志向が高いわりには、本当の意味での健康と食の関わりについて、理解が足りていません。

学校の先生も親も、「英語は大事だ」とは言っても、健康を左右する食事について学ぶことの重要性は教えてくれなかったのかもしれません。

私は大学で栄養学について学び、管理栄養士の資格をとり、のちに東京医科大学で医学博士号を取得しました。長くプロスポーツ選手などの栄養指導に携わり、今はとくに「食育」に力を注いでいます。

「栄養学」とは、食品に含まれる栄養成分が生物の体の中でどのように利用されるのか、私たち人間が摂取すべき栄養とはどういうものなのかといったことについて研究する学問です。

日本に初めて栄養学の概念がもたらされたのが1871年。医学教師としてやって来たドイツ人、テオドール・ホフマンによって説かれたものの、まだまだ断片的な知識に過ぎませんでした。当時は、ドイツの栄養学者カール・フォイト（1831〜1908年）という人が唱えたカロリー学説＝栄養学という時代でしたから、動物性タンパク質をしっかり摂って低栄養を防ぐ、という考え方が主流でした。

日本における栄養学の創始者と言えるのは、北里柴三郎《きたさとしばさぶろう》の門下生として細菌学を学んでいた佐伯矩《さいきただす》という人物です。佐伯は、大根に含まれる消化酵素を発見するなどの功績も残し、北里の推薦でアメリカのイエール大学に招聘されています。

アメリカで学び日本に戻った佐伯は、1914年、栄養研究所（当時は営養研究所と表記）を設立。以来、私費を投じて食と健康の関係についての専門家を育成し、「栄養士」という呼称もつくりました。

佐伯や彼が育成した人たちの尽力もあり、1934年、日本医学会の正式な分科会として「栄養学会」が立ち上げられ、栄養学が日本に浸透していきます。

私自身、栄養学の専門家として、栄養と健康に関する多くの仕事をこなしてきました。

しかし、私の理念の大本にあるのは、栄養学や現代医学だけではありません。江戸時代の観相家として有名な水野《みずの》南北《なんぼく》や、明治時代に軍医だった石塚《いしづか》左玄《さげん》（1851〜1909年）ら**昔の日本人たちが大切にしていた、食物と心身の関係を理論化した「食養《しょくよう》生《じょう》」という考え方**に強い影響を受けています。

食養生という言葉を辞書で引けば「健康保持や体質改善のために体質や体調に応じて食事や栄養の内容に注意すること」といった内容が書かれています。しかし、これでは栄養学とどこが違うのかわかりませんね。

食養生では、なにを食べるかだけでなく、「どう食べるか」や、食が心に与える影響などについても重視しています。私はそこに、食べるということの神髄を見る気がするのです。

「食は命なり」、そして「人生の吉凶、ことごとく食より出づ」

私は、水野南北が残した「**食は命なり**」という言葉が大好きです。

水野南北は、早くに両親を亡くし叔父に引き取られて、子どもの頃から盗み酒をし、いわゆる悪ガキになります。お酒に溺れ、酒代欲しさに盗みやばくち、ケンカを繰り返し、とうとう牢獄に入れられてしまいます。

このときに、一緒に牢獄に入っている罪人たちの顔をまじまじと観察し、自分もいかにひどい悪相をしているかを悟り、観相に関心を持つようになりました。

牢獄から出てきた南北が、人相見に自分の運命を尋ねると、「仏門にでも入って人生をやり直さなければ、あと1年で死んでしまうだろう」と告げられます。

死相が出ていると言われ、びっくりして仏門を叩きますが、悪名轟《とどろ》く南北を迎え入れることを嫌がり、お坊さんは条件を出します。

「どうしても仏門に入りたいというなら、**米と麦と大豆と野菜だけで1年間を過ごしてみなさい**。それができたなら、もう一度やって来い」

つまり、南北に「食を変える」ことを求めたわけです。

そして、南北は、髪結い、風呂屋、火葬場などで働きながら修行を続けたところ、すっかり穏やかな人相に変わっていたため、お坊さんから仏門に入ることを許されます。

こうした自分自身の体験をもとに、南北は観相家となり、よく当たることで有名になっていきます。

南北が人について占うときは、**食べ物を出して、その人がなにをどう食べるかを観察する**という方法を取ったといいます。

「人生の吉凶、ことごとく食より出づ」

これが、南北の行き着いた結論でした。

その人が食べたものがその人をつくり、その人を動かす。食は命を養うだけでなく、その人の運命も決めるということです。

南北が看破したように、食はすべての基本です。

食が変われば健康状態が変わり、健康状態が変わればものの見方も変わってきます。

誰だって、体調が優れなければ悲観的になります。逆に体調が良ければ、創造的かつ協調性の高い発想ができるようになります。

ましてや、その食について「自分でコミットしている」という自覚があれば、大きな自信にもつながるでしょう。

食を大事にすることは、まさに自らの運命を切り拓くことそのものなのです。

「食育」と「食育基本法」

私は、子どもたちの「食育」に関わる仕事をしてきました。食育とは、さまざまな経験を通して食に関する知識を得、正しい食を選択できるようにするための教育のことです。

日本では2005年に「食育基本法」が制定されました。

もっとも、「食育」という言葉自体は新しいものではありません。明治時代から使われていました。1896年には、軍医の石塚左玄が、その著書『化学的食養長寿論』の中で「学童を有する民は、躰育《たいいく》・智育《ちいく》・才育はすなわち食育なりと観念せざるべけんや」と説いています。また、「神様と思われん人つくるには親の親より食を正して」として、食育には家庭教育が最も大切だとしています。

左玄こそ「食育の祖」とも言うべき人なのです。

また、それを読んで共感した小説家の村井弦斎《むらいげんさい》は、1903年から新聞に連載され大ヒット作となった『食道楽』で、**「小児には徳育よりも、知育よりも、体育よりも、食育がさき」**と書いています。

石塚左玄は、食事で命を養う「食養」という食事法を唱え、1907年には「食養会」を発足させます。このとき、左玄が重視したのは**カロリーや栄養素ではなく、食べ物の味や特性を活かす**ことです。**住んでいる土地でつくられた旬のものを食べるのがよいという「身土不二《しんどふじ》」という考え方**です。

左玄が活躍した明治時代は「文明開化」のただ中であり、日本にも欧米の食文化が押し寄せました。日本人よりも圧倒的に体の大きい欧米人の食事のほうが、勝っていると考える人も多く現れました。

しかし、左玄は、**「日本人には日本人に合った食事があり、さらにそれぞれの地域に合った食事があり、地域の農産物や海産物を食べるべきだ」**ということを主張し、もともとは仏教用語であった「身土不二」という考え方を唱えたのです。

まさに、当時から「地産地消」を説いていたわけです。

左玄本人は、子どもの頃から体が弱く、難治性の皮膚病や腎臓病を患っていました。

だからこそ、非常に食事を大事にしたのでしょう。

左玄は結局、58歳まで生きることができました。当時の平均寿命からすると、58歳は充分に長寿と言えます。

日本で食育基本法が制定されたとき、それを知ったフランスの友人はずいぶんうらやましがりました。

「日本はすごい。食育を法律にまでしたなんて。法律があれば、あなたたちの活動もずっとやりやすいでしょう。フランスではとても無理だけど」

しかし、それを聞いて私は複雑な気持ちになりました。法律をつくって税金を投入しなければならないほど、日本の子どもたちの食はひどいことになっていたとも言えるのです。

「マクロビ」は日本で生まれた

健康的な食事について興味がある人なら、「マクロビ」という言葉を耳にしたことがあるでしょう。正式にはマクロビオティック（Macrobiotic）と言って、身体的・精神的・社会的な視点から、生活を根本から整えて健康長寿を導き出そうとする考え方です。**カロリーや栄養素の計算ではなく、食べ物の持つ味や特性から食事を考えるのが基本**です。

大実業家やハリウッド女優など、海外の著名人にも取り入れている人が多いことから、欧米で始まった新しい概念だと誤解されているかもしれません。しかし、実は日本人の食養家・思想家として知られる桜沢如一《さくらざわゆきかず》（1893〜1966年）が昭和初期に提唱したものなのです。

桜沢如一は、若い頃から多くの病気に悩まされて、石塚左玄の提唱する食養生で健康を取り戻します。

そして、左玄が発足させた「食養会」に参加、新たに会長の座につき、啓蒙活動を行い、月刊誌なども発行し会員を増やしていきます。

のちに結婚した妻・里真《りま》はやはり体が弱く、食養会に入会して健康を取り戻した一人でした。1953年に、共著で出版した『食養料理法』は、その後長い間、版を重ねていきました。

如一は72歳でこの世を去りますが、里真は夫の後を継いで活動を続け、100歳の長寿をまっとうしました。1971年に里真が著した『マクロビオティック料理』は、のちに英訳されて世界中で大ヒットします。

マクロビの概念は、時代に合わせて少しずつ変化してはいても、桜沢如一が提唱したものが基本になっていることに変わりありません。

彼は、「ナトリウム・カリウムのバランス論」を唱え、こう言っています。

「塩分の摂取＝高血圧、心臓病、腎臓病等の原因となるので、許容量の範囲内にとどめる必要がある」

そのほかの内容についても、現代を生きる私たちが見て、参考にすべきことがたくさんあるように思えます。

健康のための「カロリー計算」は、無意味？

栄養学は、ドイツのミュンヘン大学で教鞭を執っていたカール・フォイトという学者が1881年に提唱した「カロリー学説」からスタートしました。そのため、カール・

フォイトは近代栄養学の父と呼ばれています。そこでは、なによりもカロリーが重要視されました。

カロリーは「熱量」のことで、10センチメートル四方の容器に入れた水の温度を1℃高めるために必要なのが1キロカロリーです。

生きている人間は一定の体温を保っていて温かいのですが、亡くなると冷たくなります。熱をつくることができなくなるからです。つまり、私たちが生命を維持するためには熱をつくらなければなりません。だから「カロリーこそが重要だ」とフォイトは考えたのです。

私たちの食べ物に含まれる栄養素のうち、糖質、タンパク質、脂質は体の中で燃えると熱をつくりだします。糖質、タンパク質はそれぞれ1グラム当たり4キロカロリー、脂質は1グラムで9キロカロリーという熱をつくれるため、この3つを3大栄養素、または3大熱源と呼びます。

熱量源になる3大栄養素を摂りすぎれば肥満を招きますから、誰もがカロリーを気にするようになったのです。

しかし、これら熱源を効率的に燃やしたり、私たちが健康を維持するためには、「代謝を促す」ほかの栄養素も必要です。

ただ単にカロリーだけ考えていてはダメなのです。

たとえば、自動車が走るにはガソリンが必要です。しかし、必要なのはガソリンだけではありません。エンジンオイルが枯渇していたら、その自動車はうまく動きません。このエンジンオイルこそ、代謝を促す栄養素だと考えてください。

あなたの体を自動車にたとえると、しょっちゅう故障するポンコツカーなのか、スムーズに疾走するスポーツカーなのか、それを分けるのが、ビタミンやミネラル、ファイトケミカルや食物繊維といった、カロリー源にはならない栄養素です。

もし「カロリーさえあれば大丈夫」というのなら、いわゆる「ガツ飯」が最優秀でしょう。大盛りご飯の上にたっぷりの油で調理した肉がのっかっていて、添えられる野菜は少量。たぶんこれで、1食で軽く1000キロカロリーを超えるでしょう。

ところが、こういうものを常食している人が、いつも元気に動き回っているかといったら案外そうではありません。彼らはたいていメタボ体型で、すぐに「疲れた」と言います。そして「疲れたから、力を出すために、また、ガツ飯を食べよう」と考えるのです。

実は、彼らは**カロリー源以外の栄養素が不足しているために、代謝が悪く摂取したカロリーをうまく燃やすことができていません。だから疲れやすいし、太って動きが悪いためにさらに脂肪を溜め込んでしまう**という悪循環に陥ります。

さらに、**ガツ飯は塩分もかなり多くなっています。それによって血圧を上げ、メタボを悪化させるというもう一つの悪循環も呼んでしまう**のです。

「カロリー制限」よりも「代謝力」が大事

では、代謝力とはどのようなものなのでしょうか。

転んで擦《す》り剝《む》き傷をつくっても、1週間もすればだいたいきれいに治ってしまいます。

髪の毛や爪はいくつになっても伸びます。それは、体内でさまざまな新陳代謝が行われ、細胞が新しくなっているからです。

ちゃんと、尿や便が出るのも、汗をかくのも、代謝がきちんと行われているからです。

逆に言えば、正常な代謝ができなくなれば、それは死を意味します。

代謝の過程を単純に言えば「体内で起こる化学反応」です。私たちが外から取り入れたさまざまな物質を、体内で分解したり合成したりして、その変化に伴ってできるエネルギーを利用することです。

たとえば、あなたが夕食にすき焼きを食べたとしましょう。

すき焼き鍋には、牛肉、豆腐、白滝、春菊、ネギ、しいたけなどが入っていました。しかし、あなたの体は、それらの食材をそのまま取り入れているわけではありません。口から入った食べ物は消化されて**さまざまな栄養素に分解され、エネルギーを生み出します**。さらに、それらの栄養素を新しく組み合わせるという作業もしています。

牛肉、豆腐などの食品を構成していた塊状が、体内でブロックピースのようにバラバラになり、同じくバラバラになったほかの食材のいろいろな栄養素と組み合わさって人体を構成していきます。

そして、たとえば肉のタンパク質を構成するアミノ酸などは、食べた人間が必要とする新しい人体タンパク質に組み替わります。一方で、不要な物資を分解し、汗・尿・便などで排出してくれるのです。

では、食べたものをバラバラのブロックピースにしたとき、正しくくっつく相手がいなければどうなるでしょう。間違った物質にくっついて悪いものをつくりだしたり、偏った栄養素が体内でだぶつき、体に必要な新陳代謝がスムーズに行われないということが起きます。

だから、**ガツ飯などを常食していれば、カロリーは充分でも、必要な栄養が不足したり、不要なものが捨てられず、疲れるし、病気にもなりやすい**のです。

新型栄養失調が激増している

かつては、栄養失調といえば「お腹いっぱい食べられない人」の病気でした。だから栄養失調の患者は、みながりがりにやせていました。

しかし今、**食べすぎて太っている人にも栄養失調が増えています。**それを「新型栄養失調」と言います。

新型栄養失調は、**カロリーは足りていても、タンパク質、ビタミン、ミネラルなどが**

不足している状態です。

二人の典型的な患者例を紹介しましょう。

Aさんは六〇代の女性。年齢的なこともあって、日頃から野菜料理をなるべく摂るように心がけ、健康には気をつかっています。

猛暑の影響で夏バテし、食欲が湧かなかったAさんは、野菜ジュースをよく飲み、お茶漬けやそうめんなど、さらさらと胃に入るものばかり食べていました。

食欲がなかったけれど、そうしたものをなんとか食べていたので体重は変わらずにいました。しかも熱中症になるからと、冷房がきいた部屋で過ごし、外出は控えるようにしていました。そうこうしているうちに、夏バテでは片づけられないほどの強い疲労感に襲われ、栄養失調と診断されました。

Aさんの食事は明らかに炭水化物に偏っていて、タンパク質が足りません。これでは、いくら体重を維持できても、体が思うように動かないのは当然と言えます。

Bさんは三〇代の男性。独身の一人暮らしです。

ビール好きで、もともと、ラーメンやピザなど脂っこい食べ物が大好きです。一人暮らしの気楽さで、しょっちゅうそうしたものを食べていました。

そのうち、体重がかなりオーバーしてきて健康診断で注意を受けるようになりました。「もっと野菜を食べるように」と言われても、なかなかそれができず、Bさんがダイエットのためにやったのは、ラーメンを大盛りから普通盛りに変えることくらいでした。

原因不明のだるさが続き、気力も萎えていることに気づいたBさんは「うつ病なのでは」と病院を訪れました。しかし、いろいろ検査して言われたのは、栄養失調だということでした。

Bさんの食事では、重要なビタミンやミネラルが圧倒的に不足しているため、代謝がうまくいかずに疲れやすくなったのでしょう。

このほか、食事代わりにお菓子を食べる若い女性や、食事のバランスに気を配ることが苦手な高齢男性など、老若男女かかわりなく新型栄養失調が増えています。

「べつに死ぬわけじゃなし」などと軽視することはできません。**代謝が落ち、全身の免疫力が低下している状態ですから、これを放置していると老化が進んで、あらゆる病気にかかりやすくなります。**

でも、粗食が健康に良いと言われているし、「空腹に苦しんでもいないない自分がまさか栄養失調のはずがない」と見逃されているのです。

先の「カロリー学説」で安心していたら、大変なことになります。

食物繊維は大事な〝栄養素〟

カロリー学説が全盛だった頃、食物繊維はただの「カス」扱いでした。食物繊維は、砂糖や米などと同様に糖質の仲間であるにもかかわらず、ほとんどカロリー源として利用されないからです。

米は甘くはなくても、消化過程で最終的にブドウ糖に分解されます。しかし、複雑に糖類がつながっている食物繊維は、人が持っている消化酵素では分解しにくいのでカロリーになりにくいのです。

しかし、徐々に重要な栄養素であるということがわかってきて、カス扱いから昇格しました。とくに、食物繊維の不足は便秘につながることが早くから明らかになりました。

私たちの**「食事から栄養を摂る」という行為は、ただ「入れる」だけでなく、ちゃん**

と「出す」ところまでを考えなくてはなりません。バランスのいい食事で、いろいろな栄養素を摂り込んで、それをバラバラにして組み替えてエネルギーを生み出し、必要なものにつくりかえ、不必要なものを体外へ排出する。その過程すべてが「栄養」なのだと考えなくてはなりません。

また、食物繊維の不足は、生活習慣病の発症率を上げることもわかっています。

しかし、第1章でも述べたように、実際には日本人の食物繊維摂取量は足りていません（28ページ参照）。目標とされる1日に350グラムの野菜を食べても、充分な食物繊維は摂れないのです。

ちなみに、**食物繊維はゴボウやセロリなどのいかにも筋っぽいものばかりではなく、ねばねばしたものやトロトロした状態のものもあります。**

前者が「不溶性食物繊維」で、未精製の穀物や豆類、根菜などに多く含まれ、後者は「水溶性食物繊維」で、こんにゃくや海藻類などに多く含まれます。

重要なのは、両者をバランス良く摂取すること。というのも、それぞれ働きが違うからです。

●食物繊維クイズ

Q1 女性が1日に摂ったほうがいい食物繊維量は18gとされています。バナナなら何本分に当たるでしょう。

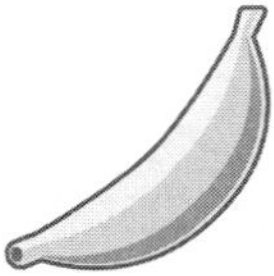

（　　）本分

Q2 次の3つを食物繊維が多い順に並べてください。

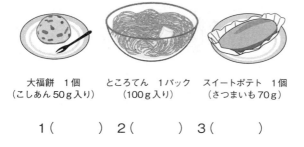

大福餅　1個（こしあん50g入り）　ところてん　1パック（100g入り）　スイートポテト　1個（さつまいも70g）

1（　　　）　2（　　　）　3（　　　）

A1　17本分。バナナ1本に含まれる食物繊維は1.1gに過ぎません。

A2　1（大福餅）　2（スイートポテト）　3（ところてん）
意外にもところてんよりも大福餅のほうが多い。

大福餅　1個 （こしあん50g入り） 3.4g	スイートポテト　1個 （さつまいも70g） 1.6g	ところてん　1パック （100g入り） 0.6g

●食物繊維を摂るのはなかなか大変

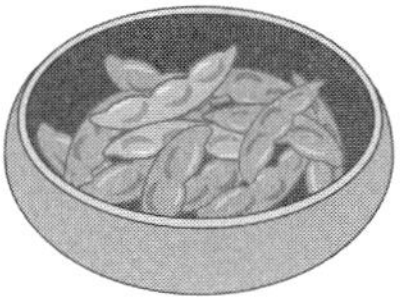

茹でえだまめ
（40ｇ）
1.8g

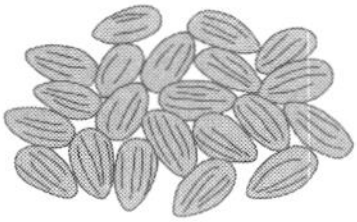

炒りアーモンド
（20ｇ）
2.4g

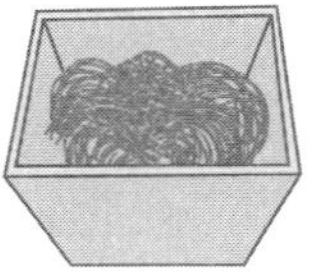

もずく
（50ｇ）
0.7g

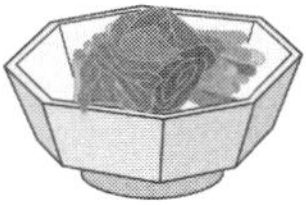

ほうれん草のお浸し
（ほうれん草 80ｇ）
2.2g

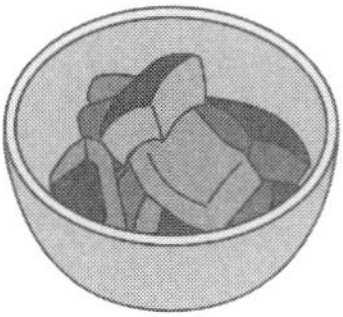

カボチャの煮物
（カボチャ 80ｇ）
2.8g

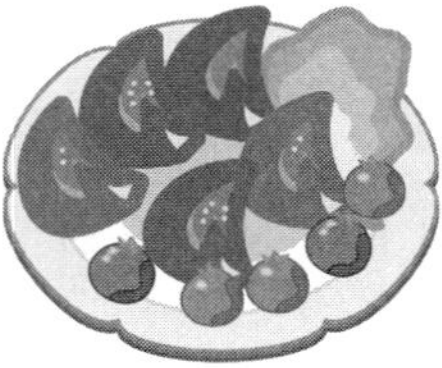

トマトのサラダ
（トマト 150ｇ）
1.5g

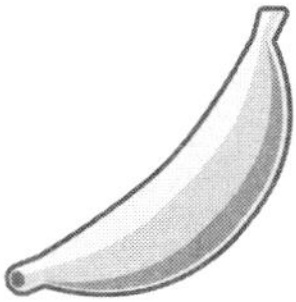

バナナ　1本
1.1g

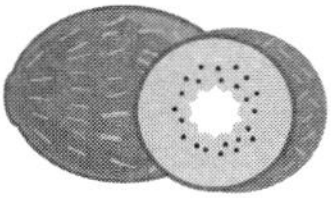

キウイフルーツ　1個
2.5g

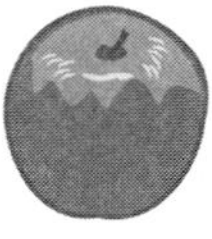

りんご　1／2個
1.5g

不溶性の食物繊維は腸内で水分を含んで膨らみ、腸を刺激してぜん動運動を活発にして、便通を促します。

腸内細菌の専門家によれば、戦前の日本人は1日に約400グラムの大便を排出していたのに、今は半分の約200グラムに減っているそうです。食事代わりにお菓子ばかり食べている若い女性の場合、100グラムに満たないこともあるとか。

一方、水溶性の食物繊維は、胆汁酸を吸着して体外に排泄したり、コレステロールの吸収を抑制したり、血糖値の上昇を緩やかにしてくれたりします。

最近、盛んに「**腸内フローラ**＝腸内細菌叢」について言われるようになりました。私たちの腸内には、善玉・悪玉合わせて約100兆、重さにして約1〜1・5キログラムもの腸内細菌が存在していると言われています。しかも、その構成比によって健康状態が大きく左右されることがわかってきたのです。

たとえば、**肥満、動脈硬化、認知症、アトピー、糖尿病など、腸とはまったく無関係に思えるような疾患まで腸内細菌が関与していることが明らかになりつつあります。**

もちろん、昔の人たちは腸内フローラという言葉など耳にしたことはありません。しかし、現代を生きる私たちよりもしっかりと食物繊維を摂っていました。いったい、これはどういうことなのでしょう。

昔の人は、知識として知らなくても、四方を海に囲まれ、温暖で四季がある国に育つ農作物を旬に味わうという食生活を、自然に送っていたからです。

だから私たちは、新しい健康情報を追いかけるだけでなく、**昔の人たちが大切にしていた「旬」や「身土不二」「地産地消」などの「食養生」から、もっと学べることがあるはず**なのです。

「いただきます」と「ごちそうさま」

学校給食を食べる前に、生徒全員で「いただきます」と言う。食べ終わったら「ごちそうさま」と言う。私は、それが当たり前のこととして育てられた世代です。

しかし今、この、ごく当たり前のことに反対する親がいるのだそうです。その理由は、「自分たちで給食費を支払っていて、誰かに食べさせてもらっているわけじゃないから」。当然の権利に対して、我が子は「いただきます」だの「ごちそうさま」だの言わなくてもよいというわけです。

これを水野南北や石塚左玄が聞いたら、さぞ嘆くことでしょう。そんなバカげたことを言い出す親は、「いただきます」や「ごちそうさま」の意味をまったく理解していないのではないかと思います。

そもそも「いただきます」は、食材を提供してくれた動植物などの命に対して感謝を表すものです。つまり「命をいただく」という意味なのです。

たとえば、牛乳は、母牛が自分の子ども、つまり子牛に飲ませるために、自らの血液を原料にしてつくりだしたもの。ちなみに、1リットルの牛乳をつくりだすために、母牛は400リットルもの血液を乳房に送る必要があります。

そうまでして命を削ってつくったものを、人間が自分の命のために「いただいてしまう」。そのことに対する深い感謝を述べるのが「いただきます」なのです。

コンビニで売っているサンドイッチにしても、パンに使われる小麦、レタス、卵……すべて、もとは生きていた命です。だから、どういう状況でどんなものを食べるにしても、道を歩きながらキャンディ1個頰張るにしても、「いただきます」は必須なのです。

一方、「ごちそうさま」は人に対してかける言葉です。

私たちのために命を提供してくれる食材があったとして、それが自動的に料理となって目の前に並ぶわけではありません。

今、カレーライスをつくろうとしたら、近所のスーパーに行けば食材はすぐに揃えることができます。しかし、肉、たまねぎ、にんじん、じゃがいも、カレー粉、米……といった材料は、誰かが一生懸命、育てたりつくったりしてくれたものです。

「食材が新鮮なうちに、傷まないように急いで運べ」と、走り回ってあちこちの産地からスーパーに届けてくれた人たちがいるから、私たちはカレーライスを食べることができます。

給食も同様で、子どもたちの口に入る前に、誰かが走り回って材料を調達し、走り回って時間に間に合うように調理してくれています。

「ごちそうさま」は「ご馳走様」と書きますが、あちこち走り回ってくれた人たちすべてに対して感謝する言葉なのです。

それを親が教えないどころか、子どもに言わせようとしないとは、どういうことなのでしょう。おそらく、豊かになった日本では「生きることは食べることから始まる」という基本が忘れ去られているのです。

私たちは、食べなければ命をつなぐことはできません。実際に、世界には食べることができずに餓死している人がたくさんいます。

「自分が生きているのは、多くの食材の命をもらい、それを多くの人たちが運んだり調理したりしてくれているからだ。それはとても恵まれたことなのだ」という認識が持てないから、ちょっとしたことで不満を爆発させてしまう子どもたち（もちろん大人も）が増えているのではないでしょうか。

日本人の食卓の危機！ 5つの「こ食」

人が、「いただきます」や「ごちそうさま」を言わなくなる大きなきっかけは「一人でご飯を食べる」ことでしょう。もちろん、一人であっても言うのが当然ですが、とくに子どもの場合など、聞いている人がいなければ、さぼってしまいます。

一人で食べる「孤食」は、食育を考えるうえで大きな問題となっています。

箸や食器の持ち方といったマナー、好き嫌いによる食べ残しをしないこと、ゆっくり噛んで食べることなどを教えるのは、孤食では不可能です。さらに、**つくる過程を見ていなければ、醤油や塩がどれだけ使われているかといったことも把握できません。**

また、家族で食事をすることで、食材や調理法などの話題が出て自然と食に対する関心も高まるのですが、孤食ではそれもできません。

今はこうした孤食に加え、合わせて5つの「こ食」が問題視されています。

その一つが、一緒に食事をしているにもかかわらず、それぞれがバラバラなものを食べている「**個食**」。

ファミリーレストランなどに行けば、「私はハンバーグ定食」「僕は牛すき膳」といった選び方をします。一人ひとりの中で食事が完結してしまっているのです。**いろいろなものを分け合って食べればよりバランスがとれますが、バラバラな個食では偏ります。**それに、同じものを食べなければ、自分の子どもや家族が、塩分含有量も含めどのような味のものを食べているのか、把握できません。

さらに、好きなものばかりを固定的に食べる「**固食**」も問題です。

子どもは放っておいたら嫌いなものは食べません。そこで親たちは、なんとか食べさせようと、苦手なにんじんやピーマンを小さく刻んで好物に混ぜて食べさせるといった工夫をしてきました。

しかし、今は大人も子どもも「好きなものだけ食べていればいいじゃない」という風潮になっているのです。

パンなど軟らかい粉物を好む「**粉食**」も問題です。

粒の状態の米に比べ、フワフワしたパンでは嚙む回数がかなり減ることがわかっています。そうした軟らかい食べ物を好む今の子どもたちは、嚙む力が弱くなっています。

たくさん嚙むことで消化や代謝がよくなり、薄味でも美味しく食べられるようになります。また、嚙むことは脳を刺激するなどの大事な働きをします。

最近は、米よりパンを好む人が増え、グルテンによるアレルギーの人も増えています。

食べる量自体が少ない「**小食**」も問題です。いわゆる食が細いことです。

体調不良で食欲がないというのであれば、その根本原因を正していけば解決するでしょう。そうではなくて、「そもそも食べることに興味がない」という人がいます。彼らは、きちんとした食事を摂ることさえ面倒がって、スナック類や甘いお菓子で済ませたりします。

貧しくて食料調達に苦労しているような地域では、「食べることに興味がない」人などいません。これは、豊かになった現代人の歪みそのものです。

生きることは食べることから始まると考えると、小食に陥っている状態は、生命体としての本質的な危機とも言えるでしょう。

ツケを払うのは子ども

今は、**食べることを軽視している人が多い時代**です。自分では軽視しているつもりはなくても、結果的にそうなっています。

生きることは食べることから始まるのですから、食を軽視するということは生きることへの軽視そのものです。

ただ、多くの大人たちはそれに気づかずに日々を過ごしています。

いざとなればコンビニに飛び込めば食べ物は確保できるから、食事を用意することを、かっこよく髪型を整えることや、スマホでメール送信することよりも、優先順位低く設定している大人が増えています。彼らにとって、「食事の準備よりも先にやらなくちゃならないことがある」のです。

こうして生まれた社会の歪みは、一番弱いところに被害を与えます。つまり、お金も決定権も持たない子どもたちの食が犠牲になります。

その典型的な例として、**朝ご飯を食べないで学校に来る子どもがいます**。育ち盛りだからお腹は減ります。脳のエネルギーも不足して勉強にも身が入りません。でも、親が食べさせてくれないのだからどうしようもありません。学校が心配して親に注意すると、「だったら、朝も給食出してよ」と逆ギレすることもあるとか。

こうした状況を受けて、校長先生が早朝からおにぎりをつくって生徒たちに食べさせるといった活動をしている学校もあります。

それにしても、なぜ大事な子どもに朝ご飯を食べさせないのでしょう。親が自分たちだけ食べて、子どもには意地悪をしているのでしょうか。そんなはずはありません。親自身がそもそも朝食抜きだからです。

親自身が朝はぎりぎりに起き出して、どたばた仕度に追われるから、食べたほうがよいことはわかっていたとしても、準備する時間がありません。だから、自分たちも空腹のまま会社に向かうし、子どもに与えたとしても菓子パンや飲み物だけになってしまいます。

このときの親の言い分は、「食べてほしいけれど、うちの子どもは朝は食べたがらないんです」というものです。

つまり、すべて親の都合なのです。

朝食抜きだと、体温や血糖値の低い状態が続き、集中力も低下します。午前中ボーッと過ごすことになりますから、当然、学業にも仕事にもがんばりが利かなくなってしまいます。**1日のスタートである朝食を、まず親がきちんと摂ることから始める必要があります。**

働き盛りの世代の食生活がまったくダメという現実

食育活動を進めるにあたって、さまざまな調査内容をつぶさに見ていくうち、私は非常に重要なポイントを見つけることになりました。

朝ご飯を食べていないのも、運動していないのも、野菜を食べていないのも、メタボの人が多いのも、逆にやせすぎの人が多いのも、みんな子育てをしている働き盛りの世代だったのです。

次ページのグラフは、厚生労働省が行っている「国民健康・栄養調査平成24年度」の結果です。

朝食の年代別欠食率を示しています。このグラフから、男女ともにどの年代においても、朝食を摂らない人がいることがわかります。

しかも実は、この割合は、過去と比較して確実に増え続けているのです。とくに、子どもを育てているであろう**働き盛りの世代の朝食の欠食率は著しくアップ**しています。

また、食事内容に関する調査結果も見たところ、各年代において野菜や魚の摂取が減り、その分、肉の摂取が増えています。加えて、各世代において男性の肥満者が増えています。

参考までに、「日常生活の中で感じている悩みや不安はなにか」という質問もされて

●朝食の欠食率（平成24年度）

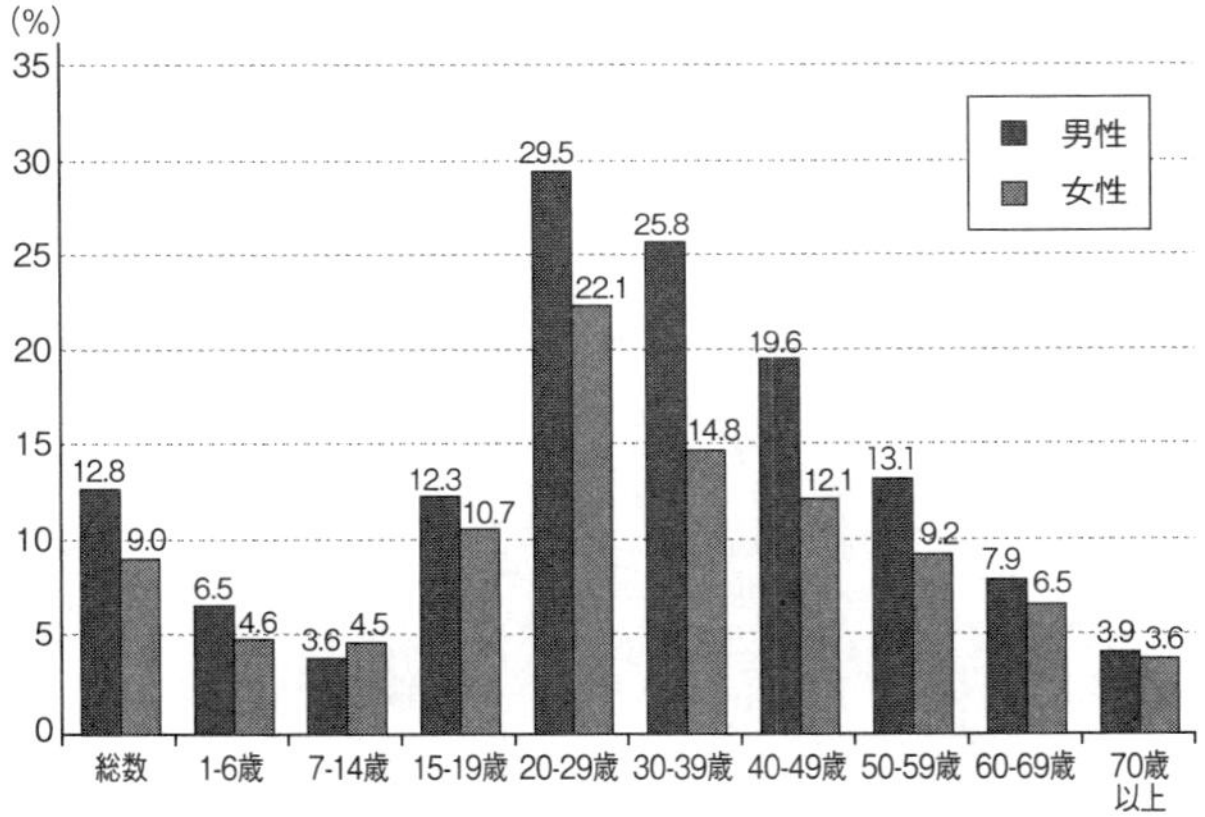

●出典：国民健康・栄養調査（厚生労働省）

いたので、それについても少し触れると、若い頃は将来のことで頭がいっぱいなのに、働き盛りの四〇代から急に健康問題への関心が高まってくることがわかります。

男性の場合、どの年代も家族の健康よりも自分の健康に関心があり、女性は五〇代までは家族の健康が自分の健康より重要度が高く、六〇代からは子どもが自立し、自分の健康不安が出てくるので、自分の健康に関心が大きくなります。

こうして結果を見ただけで、現代人の矛盾が浮き彫りになります。健康でいたいという思いは強いのに、実際の行動は伴っていないということです。

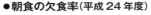

さらに、禁煙に対する意識などを併せて見ていくと、いかに働き盛りの世代がダメかということがわかるでしょう。

今こそ「食養生」を

子どもよりもはるかにダメな親。セルフマネジメントができない親。

子どもたちの食が崩壊している問題の裏には、自身の健康管理がまったくなっていない働き盛りの親がいることがあぶり出されてきます。

もっとも、これが親だけのことで済むのなら「自己責任」でいいでしょう。しかし、それは必ず子どもの健康状態にも影響を及ぼします。

たとえば、働き盛りの親が外食や加工食品など中心の食生活で塩分過剰摂取に陥っていたら、間違いなくその子どもも濃い味を好むようになります。

だからこそ、生活を根本的に変革していくことを本気で考える必要があるのです。

私が本書で提言したいのは、ちょこまかしたハウツーではありません。

これまで、人々の健康志向にかこつけて、さまざまな健康食品や健康法などが次々に話題になりました。なかには大ヒットしたものもあります。しかし、その多くがいつの間にか消えています。

「そういえば昔、○○健康法とかいうのあったよね。あれ、どこ行ったの？」

あなたにも、こうした記憶があることでしょう。

たぶん、多くの人たちがやってみたのです。やってみたけれど、効果がなかったか、よほどつまらなかったからやめてしまったのでしょう。

こんなことを何度も繰り返すのは終わりにして、もっと本質的なところに目を向けるときが来ているのではないかと思います。

私たち日本人が、世界でも類のない長寿国をつくりあげてこられたのは、特定の栄養成分を効率よく摂れる健康食品によってではなく、古くから伝えられてきた「食養生」が土台にあるのではないでしょうか。

基本的な食生活をキチンと送ったうえで、サプリメントを利用してほしいものです。

第3章 塩分はなぜ体に悪いのか

父の最期の言葉「ピザが食べたい」

私の父は100歳を目前に亡くなりました。

寝たきりにもならず、ボケることもなく、最期までかくしゃくと過ごすことができたのですから、恵まれた大往生と言えるでしょう。

父は、第1章で述べた、「元気で長生きした人ほど、死ぬときはあっさり逝く」を体現した人でした。

私たち子どもが独立してからというもの、父は母と二人、東京の家で仲良く暮らしていました。しかし、さすがに95歳を超えた頃から腎機能や足腰が弱り始めました。高齢の母だけでは対処が心配なこともあり、医療設備が整った長野県の施設に移りました。

あるとき、父を診てくれていた医者から連絡が来ました。

「検査数値を見ると腎機能が落ちてきています。元気に過ごしていますが、今のうちにいろいろな人に会ってもらっておいたほうがいいでしょう」

そこで、私たち家族は「ちょっと早めの100歳パーティ」を企画し、父が暮らす長野県に集まりました。

それぞれ持っていくものを分担することとなり、私は「100歳おめでとう」と書かれた特注ケーキを用意しました。ほかの家族が持ってきたものは、高齢の父のことを考えて胃に優しく薄味の食べ物が主体でした。

当日、父はケーキをほおばり、それぞれの家族としゃべり、ニコニコしていました。楽しい時間を過ごし、父の体を考え「そろそろお開きにしようか」となったとき、父は私が持ってきたケーキの箱を指して言いました。

「あれはなんだ？　なにが入っているんだ？」

「あれはさっき食べたケーキの箱ですよ」

それは、少し大きめの白くて四角い紙箱でした。父はその箱をじっと見ていたかと思うと、突然、意外なことを言ったのです。

「ピザが食べたい」

もしかしたら父の目には、ケーキの白い箱が宅配ピザの箱に見えたのかもしれません。

「いきなり変なことを言うなあ」と思いました。

父はすでに満腹なはずでしたし、私はそれまで、母が宅配ピザを取り寄せたり、父がピザを好んで食べている姿など見たことがありませんでした。

「そうなの？　でも今日はもう遅いし、ピザは用意できないのよ。今度来るときに持ってくるから、みんなで焼きたてを食べましょうね」

私が適当にその場を繕うと、父はさらにはっきりと言いました。

「ピザが食べたいんだ」

そして、その2日後の朝、父は亡くなりました。

付き添っていた私の弟によれば、途中血圧が下がったものの安定し、とくに心配するような状態ではなかったそうです。その夜は布団を並べて寝て、朝になって目を覚ました弟が声をかけたら、そのときには亡くなっていたということでした。

苦しむこともなく眠っているうちに亡くなり、「まさに永眠だね」と家族で話すことができたのは幸いでした。

「それにしても、なぜ父は最期にあれほどピザを食べたがったのか」

私は、それが不思議でなりませんでした。

人は死ぬ前にピザが食べたい？

父が亡くなったあと、私は母に尋ねました。

「二人で暮らしているとき、よく宅配のピザを取ったりしていたの？」

しかし、母は「そんなことはまったくない」と否定します。家でも外でも、父がピザを食べたがったことなどないというのです。

父の最期の言葉がいつまでも引っかかっている私に、娘が面白いことを教えてくれました。テレビ番組で行われた、**各国の人々に「死ぬ前になにを食べたいか」と聞いたアンケートで、一番多かった答えが「ピザ」**なのだそうです。

「だから、おじいちゃんはすごい国際人だったんだよ」

これが娘の結論でした。

あなたは、死ぬ前になにを食べたいですか？

働き盛りの日本人にこれを問うと、「寿司」「ふぐ」「白いご飯に納豆」「味噌汁」など、比較的淡白なものが多く挙がります。私も同様です。

でも、もしかしたら、それは今だからであって、いざとなったら「ピザが食べたい」と言い出す可能性もなきにしもあらずです。

ピザには塩分も脂肪分もたっぷり含まれています。人は放っておいたら、ついついそういうものを欲しがるようにできています。でも、「健康でいたい」という自制心がそれを摂りすぎることにストップをかけています。

父もそうでしたが、高齢者になれば食事に気をつかって塩分や油を控えるようになります。病人ならば、なおさらさまざまな食事制限を受けています。そういう人たちが、最後に欲求を爆発させるとピザに行き着くのかもしれません。

私の母は血圧が高めだった父の健康のために、さまざまな減塩の工夫をしていました。だから、私は幼い頃から薄味に慣れていますが、父は塩味が強いものを食べて育ってきたようです。そのためか、若い頃から腎臓に持病を抱えていました。

「漬け物にも醤油をかけたい」と言う父に、母は、しょっぱい漬け物の代わりに大根の甘酢漬けなどを常備して食べさせていました。

「かあさんが、うるさく管理してくれたからこんなに元気で長生きできたんだ」

生前の父がたびたび口にしていた言葉です。もし、母の減塩の工夫がなければ、父はもっと早く、あの世に召されていたのではないかと思います。

健康寿命を延ばすためには、「食べすぎない」と「塩分を控える」

元気で長生きして、あるとき苦しまずに逝く「ぴんぴんころり」は、いつの時代も私たちの理想です。

しかし、このぴんぴんころりは、そう簡単にできることではありません。勘違いしてはならないのは、「好き放題のめちゃくちゃをやっていた人がある日、突然亡くなる」ことをぴんぴんころりと言うのではないということです。

それに、好き放題に暮らしていた人は、ある日、突然倒れることはあっても、要支援や要介護になり、そのまま亡くなるとは限りません。

こうした**好きなものを好きなだけ食べていた人は、たいていメタボで血管系疾患を抱えています**。ある日、突然、心筋梗塞や脳卒中の発作を起こし、そのまま亡くなる人もいます。しかし、それはどちらかといえば少数派で、救急医療の発達した今は多くが助かります。助かるけれど後遺症を抱え、介護が必要になります。

だから、ぴんぴんころりでなく「ねんねんころり」、つまり長く寝たきりでいてから亡くなることが多いのです。

寝たきりにならずに自立して生活を送れる健康寿命を延ばすために、なにが必要かについては、もはやあなたは言われなくてもわかっているでしょう。

メタボややせからの脱出。

タバコは吸わないこと。

適度な運動習慣。

質のいい睡眠。

ストレス解消。

そして、なによりも大事なのが、1日3度の食事です。

食事について、普段からうるさく言われるのが**「食べすぎるな」**ということです。健康診断の結果表に、「体重を減らせ」と書かれた経験のある人は多いでしょう。体重の増減は量ればすぐにわかるから、本人も自覚しやすいものです。

一方、塩分摂取量については、塩分の摂りすぎがすぐに高血圧を招く人と、そうでない人がいたり、「見えない塩」を摂っている自覚がない人が多く、指導する側もされる側も、どうしても曖昧になってしまいがちです。

塩分過剰は細胞をダメにする

では、塩は私たちの体にどういう作用をするのでしょう。

もともと私たちの体の中には、塩分（塩化ナトリウム）が含まれています。体重60キログラムくらいの成人で約２００グラムくらいとされています。食塩は、命をつなぐために必須のミネラルだからです。

私たちの体の部位や臓器は、すべて細胞からなっています。その数、およそ60兆個と言われています。

そして、体内組成の60％は水分で、そのうち3分の2が細胞内にあり、「細胞内液」と呼ばれます。

残りの３分の１の水分は「細胞外液」で、血液やリンパ液、「細胞間液」といって、

●ナトリウムとカリウムのバランス

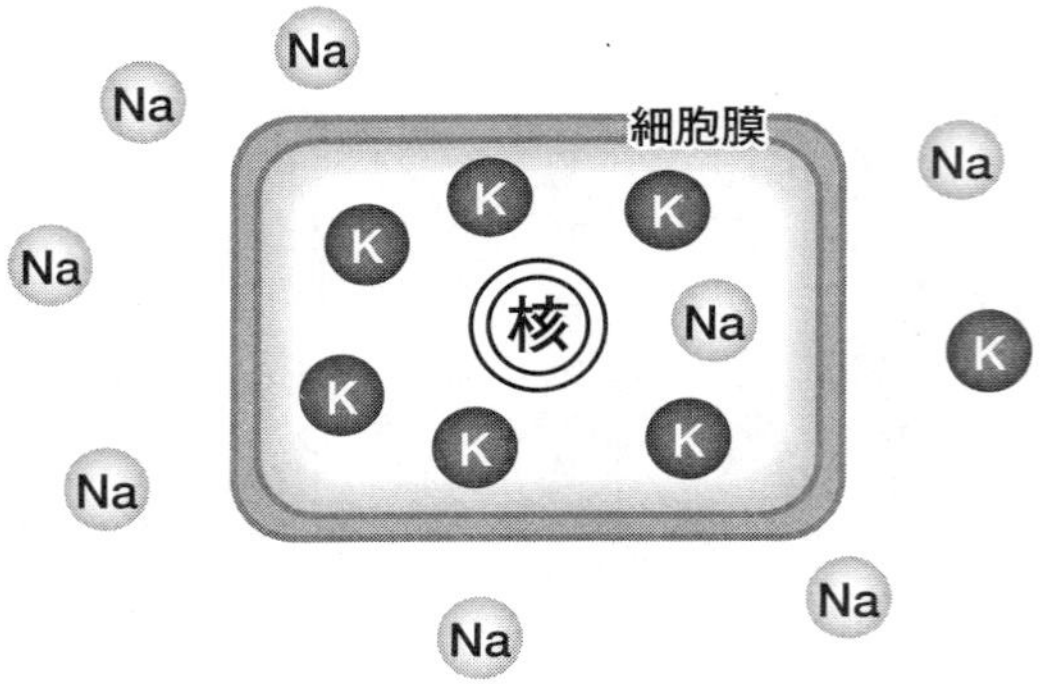

細胞内液にはカリウムが多く、ナトリウムはわずか。
一方、細胞外液にはナトリウムが多くカリウムは少ない。

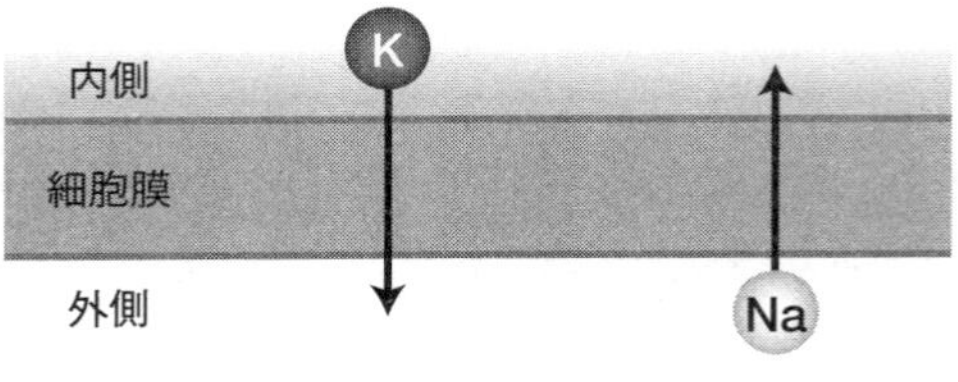

ナトリウムが細胞の内側に入っていくときブドウ糖やアミノ酸も一緒に取り込まれる。そしてカリウムは細胞内のナトリウムを外に出す働きがある。

細胞を取り囲んでいる水分と考えてください。

細胞内液はカリウムを中心に、細胞外液はナトリウムを中心にさまざまな成分が溶けていて、それぞれ一定の濃度を保っています。

さらに細かく言うと、細胞外液には、ナトリウムのほか、ブドウ糖やアミノ酸などが溶けています。

このブドウ糖やアミノ酸などの栄養素を細胞内に吸収するのに、ナトリウムが一役買っています。ナトリウムは細胞外から細胞膜を通って細胞内に入っていきますが、このとき、ブドウ糖やアミノ酸も一緒に細胞内に取り込まれるのです。そしてナトリウムが細胞内に取り込まれると、カリウムは細胞外に出ていきます。

そして常に、細胞外液と細胞内液は浸透圧によって濃度が一定に保たれるようになっています。

細胞外液のナトリウムが多くなりすぎると、ナトリウムは骨に吸収され、細胞内液に多くなりすぎると、外へナトリウムを排出してカリウムを取り込んで、浸透圧を一定に保ちます。

必要以上の塩分を摂ってしまうと、血液や細胞外液のナトリウム濃度が上がります。すると、**浸透圧を調整するために、喉が渇いて水を飲みたくなり、水分が取り込まれ、むくんでしまいます。**

もちろん、健康なら、私たちに備わっている腎臓のろ過装置によって、そんな状態は長くは続きませんが、塩分の過剰摂取が細胞にダメージを与えることはわかるでしょう。

むくみはなぜ起きるかがわかると、むくみの怖さがわかる

さて、塩分過剰の危機的状況において、私たちの体にはどんな変化が起きるでしょう。「水が欲しい」と感じます。しょっぱいものを多く食べると喉が渇くのは当然なのです。

ここで水をたくさん飲むと、たしかに喉の渇きは癒されます。しかし、細胞外液や細胞内液にその水分が引き込まれるために、むくみが起こります。さらに血管壁がむくみ、血流が多くなることが高血圧を招きます。

味の濃い食事を摂って、水をがぶがぶ飲んで寝た翌朝、鏡を見ると、まぶたがぼてっ

と腫れていて驚くことがあるはずです。そういうときは、握りこぶしをつくれば手に違和感があるし、靴もきつく感じられます。つまり、全身がむくんでいるのです。

「むくみくらいどうってことない」と侮ってはいけません。むくんで見えるのは表面のまぶたでも、実際には全身の細胞にむくみが起きているということです。

そもそも、一時的にであっても**「むくむ」というのは、水分が停滞しているという根本的な体の不調サイン**なのです。

それでも、若くて健康なうちは腎臓がバリバリ働いて、尿や塩分をどんどん排出してくれるため、数時間でむくみも引きます。しかし、年齢を重ねて腎臓の働きが弱ってくれば、いつまでも体内に水分を溜め込むことになります。

もちろん、若いうちはいくら塩分を摂ってもいいということではありません。普段から塩分を過剰に摂取していれば、細胞にダメージを与えるだけでなく、自ずと水分摂取量も多くなり、**日常的に腎臓を酷使することになります**。それによって、中高年になってから腎臓病を発症するケースも多々あります。

腎臓病と塩分——腎臓の機能は一度失われると、回復は不可能

腎臓は、空豆のような形をした臓器で、130〜150グラムほどのこぶし大のものが背中側の腰よりやや上に左右一つずつあります。

なんとなく地味な印象を持たれますが、実は「肝腎要《かんじんかなめ》」と言われるように、命に直結した大切な臓器です。体内の水分量の調節のほかに、血液のろ過という重要な役割を担っています。

心臓と腎臓は密接にリンクしていて、どちらか片方が悪くなるともう一方も弱る傾向にあります。実際に、慢性の**腎臓病の患者さんは、健康な人に比べて約2倍の確率で心筋梗塞にかかる**とも言われています。

腎臓病を引き起こす原因はさまざまあり、**糖尿病や高血圧はその関与が明らかか**です。また、ある種の感染症などによっても引き起こされることがわかっています。

さらに、日常生活における腎臓への負担が挙げられます。なかでも食生活は深く関与しており、**腎臓に負担をかけるのは塩分とタンパク質**です。

炭水化物や脂肪は、体内で燃焼したあと、二酸化炭素と水に分解されて、呼気や汗や

●塩分(塩化ナトリウム)コントロールの仕組み

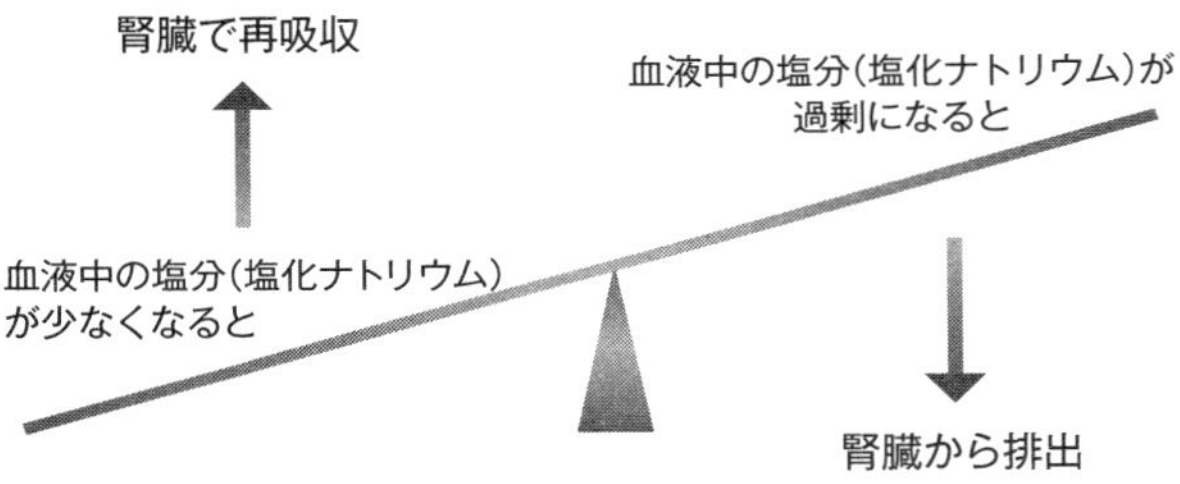

健康な人の場合、腎臓の働きによって
血液中の塩分(塩化ナトリウム)濃度は一定に保たれている。

尿として体外に出るので、腎臓にほとんど負担をかけません。

タンパク質は、「尿素」という燃えカスを残しますが、これが有害な老廃物となるため、腎臓がそれを処理します。

また、腎臓は体内の余分な塩分を尿中に排出する仕事をしているので、過剰な塩分摂取は、より直接的に腎臓に負担をかけます。

心臓から送り出された血液は体中に酸素と栄養を送りますが、同時に老廃物も回収してきます。腎臓はその老廃物をろ過して、きれいな血液を心臓に戻すのです。

腎臓では１日におよそドラム缶１本分の

150〜200リットルもの血液がろ過されていますが、実際に体外へ出される尿は約1・5リットルほど。ほとんどは再吸収されて血液中に戻ります。この作業によって、血液の状態が良好に保たれます。

このとき、血液中のナトリウムが過剰であれば、それをせっせと体外に排出させ、ミネラルをベストバランスに整えます。

とはいえ、それは腎臓にとってはラクなことではありません。

たとえば、目の前を流れる川からゴミを引き上げ、川をきれいにする作業を私たちがするとしましょう。1日に流れてくるゴミが10キログラム分なのと100キログラム分なのとでは、私たちの疲弊度合いはまったく違います。

でも、川下にいる人は私たちの疲弊度合いを知らないから、「今日もきれいにしたらしいな。ゴミが流れてこない」と思って済ませてしまいます。そのうち、100キログラム分を引き上げるのに疲れ果てた私たちは、大量のゴミを処理できなくなってしまうでしょう。

そうしたことが腎臓にも起こるのです。

やっかいなのは、自覚症状がないままゆっくりと悪化することの多い慢性腎不全の場合、腎臓の機能が一度失われると、たいていの場合回復は不可能だということです。もともと腎臓は、とても働き者で、**その機能の8割方が失われるまで自覚症状はありません**。そして、**だるさやしつこいむくみ、食欲不振といった症状が現れたときには、相当、進行しています。**

腎臓の働きが弱ってきた当初は、尿を約200リットルから約1・5リットルに濃縮できなくなって、体外に排出される量が多くなります。つまり、尿量が増えてきます。しかし、もっと症状が進むと尿をつくる能力自体が落ちるため排出される尿量は減り、やがてまったくゼロになります。

腎臓の働きがすっかり落ちて老廃物（尿素）の処理ができなくなれば、体内で代謝の結果つくられた老廃物（毒素）が体中に回って尿毒症となり、それを放置すれば命を落とします。

そこで人工透析によって、血液をろ過する必要が出てきます。

人工透析は、腎臓の代わりに外にある装置によって血液をろ過するというものです。

1回の透析に4～5時間を要し、それを週に2～3回行います。それを一生続けることになるので生活の質はかなり落ちてしまいます。

今はまだ音を上げずに働いてくれている腎臓ですが、塩分過剰生活を放置していれば、どうなるかわかりません。

血圧と塩分――腎臓病と高血圧は深くリンクしている

日本人が治療を受けている疾患の中で、最も多いのが「高血圧」です。２０１０年の高血圧有病者数は約４３００万人で、国民健康・栄養調査（２０１０年）によると、30歳以上の日本人男性の60％、女性の45％が高血圧と判定されています。

治療を受けていない、そもそも気づいていない人も含めたら、相当な数の高血圧患者がいると思われます。

高血圧には、大きく2つの種類があります。

患者数は少ないですが、「二次性高血圧」または「続発性高血圧」と呼ばれるものは原因がはっきりしています。腎臓病や糖尿病といった、背景になる病気があるために、血圧が高くなるものです。そして、その原因となる病気は、腎臓にあることがほとんどです。

もともと腎臓には、塩分と水分の排出量を調節する働きが備わっています。腎臓が弱ると、その調節が利かなくなり血圧が上がってしまうのです。

一方、患者数が多いのが**「本態性高血圧」**です。こちらはもっぱら**生活習慣によって引き起こされます。**

血液は絶えず血管の中を流れていますが、それが可能なのは心臓がポンプのような働きをして血液を送り出しているからです。自分の意思に関係なく、寝ている間も心筋が収縮、拡張して血液を送り出し、私たちの血流は滞らずに済んでいます。

私たちの体の中にはおよそ9万6000キロメートルもの血管が張り巡らされ、これは地球を2周以上する距離に当たります。体の隅々にまで毛細血管が張り巡らされていて、そこに送られる血液によって酸素や栄養が全身に行き渡るようになっています。

糖尿病患者の手先や足先などに痛みや痺れが起きたり、やがて壊疽《えそ》を起こすのは、高血糖によって毛細血管の血流が悪くなり、酸素や栄養が届かなくなるからです。

●成人における血圧値の分類(mmHg)

分類		収縮期血圧		拡張期血圧
正常域血圧	至適血圧	＜120	かつ	＜80
	正常血圧	120－129	かつ／または	80－84
	正常高値血圧	130－139	かつ／または	85－89
高血圧	Ⅰ度高血圧	140－159	かつ／または	90－99
	Ⅱ度高血圧	160－179	かつ／または	100－109
	Ⅲ度高血圧	≧180	かつ／または	≧110
	(孤立性) 収縮期高血圧	≧140	かつ	＜90

●出典：高血圧治療ガイドライン2014年版（日本高血圧学会）

だから、なんとしても全身に血液を行き渡らせようと、私たちの体は働きます。このとき、血管の中の通りがよければ、心臓への負担は小さくて済みます。しかし、詰まりかけている箇所があったり、そもそも血管の中が細くなっていたら、大きな力でポンプを動かす必要が出てきます。それが高血圧状態です。

高血圧が続けば、心臓に負担がかかるのは明らかです。

また、侮れないのが腎臓に対するダメージです。腎臓には毛細血管がびっしりと張り巡らされています。**その毛細血管をぼろぼろにしてしまう一番の原因は糖尿病です**

●塩分過多が招く高血圧

～塩分の影響を受けやすいタイプの人の場合～

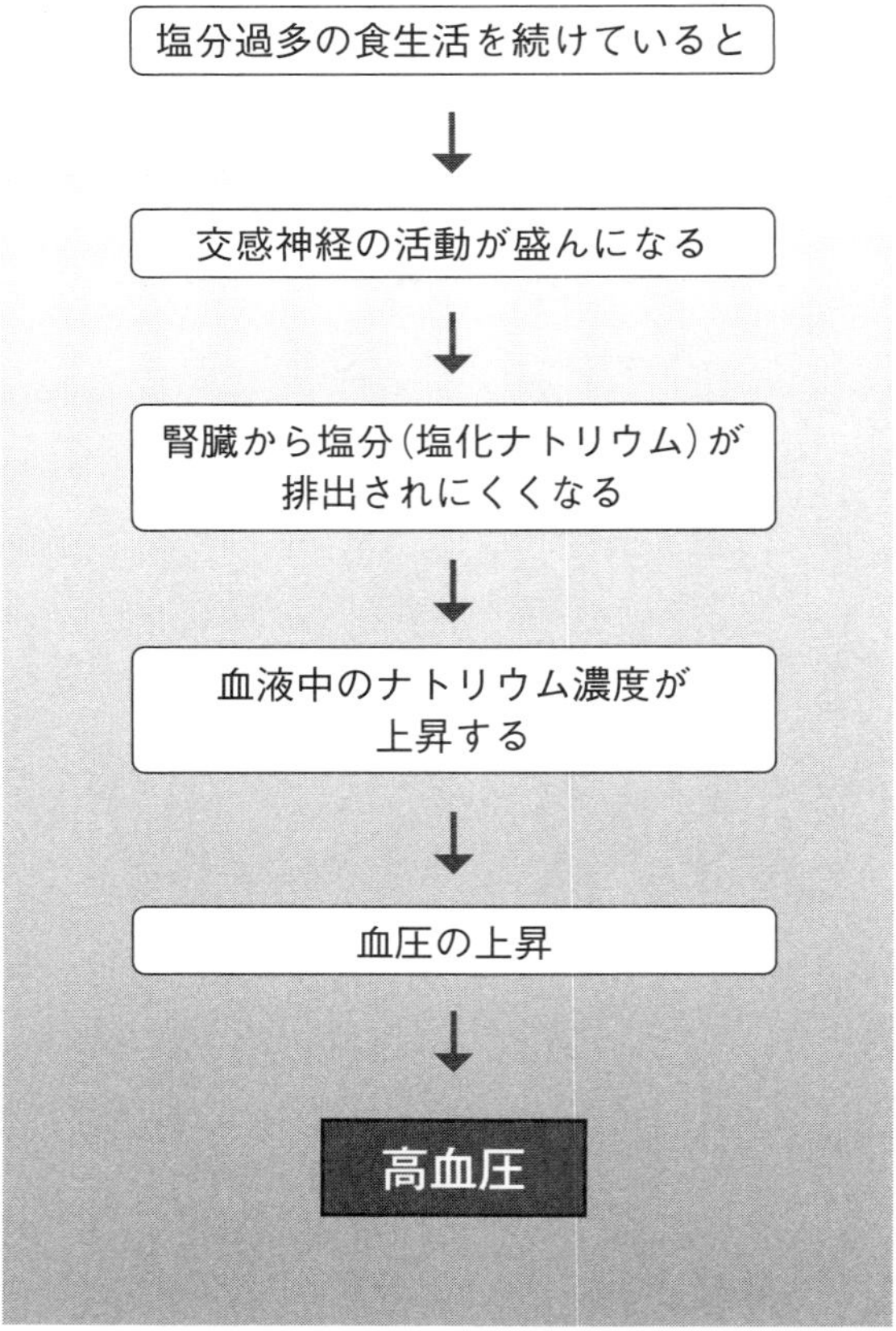
塩分過多の食生活を続けていると
交感神経の活動が盛んになる
腎臓から塩分（塩化ナトリウム）が排出されにくくなる
血液中のナトリウム濃度が上昇する
血圧の上昇
高血圧

が、高血圧もまた、悪い影響を及ぼします。高血圧状態が続くと、腎臓の毛細血管の動脈硬化が進んで「腎硬化症」という病気を引き起こし、腎臓に血液が流れにくくなります。

こうした血行障害は腎臓の組織に障害を与え、やがて腎不全へと進行し、透析が必要になることが多いのです。

一方、腎臓の働きが低下することで塩分と水分の排出ができなくなると、血液量が増加し血圧が上がります。さらに、腎臓は、血圧を調整するホルモンの合成にも関わっているため、腎臓の働きが低下すると、血圧の調整もうまくいかなくなります。

このように、**腎臓病と高血圧は強くリンクしている**のです。

高血圧の原因には、食事のほかにも生活習慣やストレス、遺伝、肥満など、さまざまな要因が挙げられますが、塩分が関わっていることは明らかです。なかには、塩分を摂っても血圧が上がらない人や、塩分を減らしても血圧が下がらない人もいますが、胃がんのリスクを高めたり、カルシウムの排出を促すなどのデメリットも。「健康長寿」のためにはやはり、塩分の摂りすぎに注意したいものです。

血管と塩分――塩分の過剰摂取で動脈硬化に

血圧が高いだけでは、痛くも痒くもありません。ときどき頭痛やめまい、肩こりを感じるくらいなので、たいていの人が深刻に考えません。

高血圧が怖いのは、それを繰り返しているうちに血管がダメになるからです。

私たちの全身には、合計、地球2周以上の長さの血管が張り巡らされています。地球上には大きな幹線道路から人も歩けないような獣道まであるように、私たちの体には太い冠動脈や目に見えない毛細血管が張り巡らされています。

そして、それら血管はすべてが連鎖しています。どこか1箇所の血管だけが悪くて、ほかはぴんぴんしているということはほとんどありません。1箇所の血管がダメになっている人は、全身の血管が同様だと考えていいでしょう。

「人は血管から老いる」と言いますが、年齢を重ねると誰でも血管が老化していきます。だから、その見えない老いを少しでも遅らせる配慮をしなければ、健康寿命を延ばすことは難しいのです。実際に100歳以上の老人は高血圧の人が少なく、正常な血圧の

●動脈硬化が起きた血管

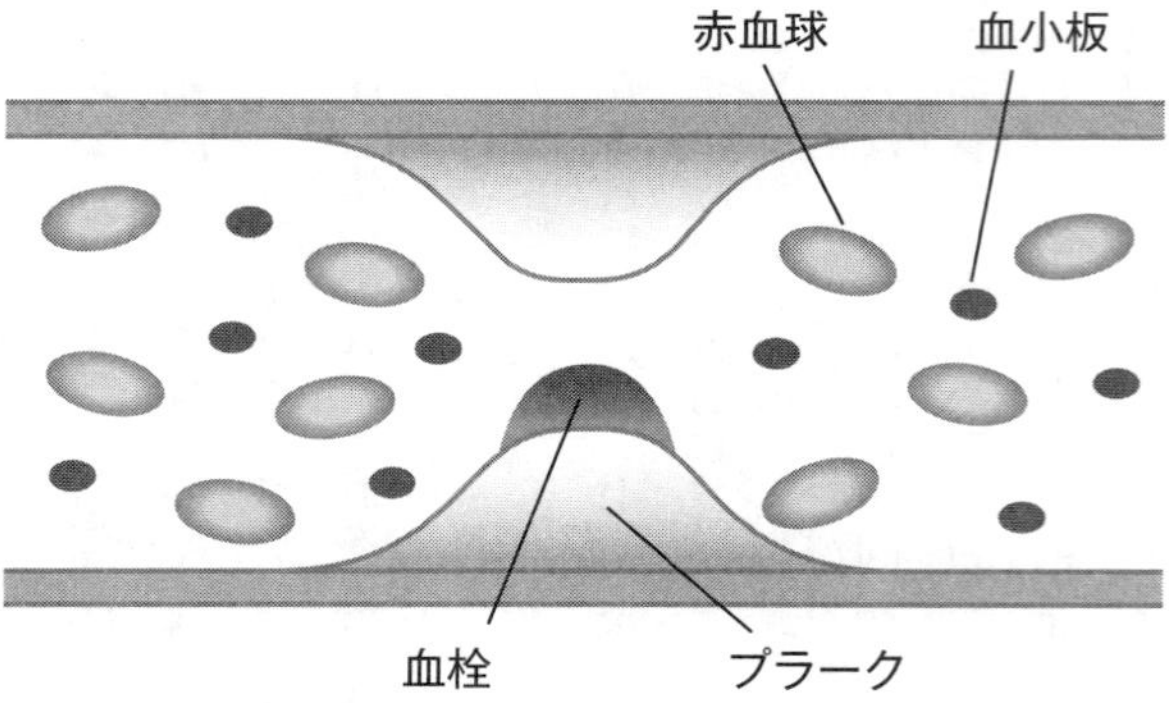

動脈硬化が進んでプラークが形成されると血管の内側に血小板がくっついて血栓ができやすくなる。

人が多いこともわかっています。

血管の老化は「動脈硬化」という形で表れます。

老化した血管は、使い古したホースのようなものです。使い古したホースは、しなやかさは失われ、内側に傷もつき、汚れも溜まって水が流れにくくなります。これと同じようなことが血管に起きているのが動脈硬化です。動脈硬化が進んでプラークが形成されると、血管の内側に血小板がくっついて血栓ができやすくなります。

動脈硬化が進行すると、さまざまな不都合が生じます。

たとえば、ホースの傷の部分が水圧によ

って破れてしまったらどうでしょう。それが脳で起きれば**脳出血**。即、命に関わります。あるいは、汚れが溜まってただでさえ細くなったところに詰まりが起きて水が流れなくなったらどうでしょう。**心筋梗塞**や**脳梗塞**を起こします。

この恐ろしい動脈硬化を進行させる要素は、メタボ、高血圧、高血糖、脂質異常、ストレスなどいろいろありますが、**塩分の過剰摂取も大きく関与**します。

塩分を過剰摂取していると、血管にむくみが起きて細くなり、血圧が上がるということは説明しました。そうした状態を放置していれば、血管は傷ついて硬くなっていくのは当然の成り行きです。

働き盛りの突然死が血管疾患によるものが多いことを考えれば、普段から塩分摂取量に無関心でいられないはずです。

心臓病と塩分――塩分の摂りすぎで心臓が〝張る〟

人には塩分の影響を受けやすい人と受けにくい人がいます。塩分の影響を受けやすいタイプの人は、血液中のナトリウム濃度が上昇しやすく、その結果、血圧が上昇しやすくなります。

　すると心臓はどういうことになるでしょう。

　動脈硬化を起こした血管の中に、大量の血液を高い血圧で送り続けることになります。これだけでも、かなり大変そうです。

　心臓は、重さは200〜300グラムで、握りこぶしくらいの大きさ。その大半が「心筋」という筋肉でできています。この筋肉が1日におよそ10万回にも及ぶ収縮を繰り返し、全身に血液を送っています。

　塩分の摂りすぎで血液量が増えると、心臓に流れ込む血液も増え、心臓が膨らみやすい状態になります。それでいながら、高い血圧で血液を送り出すということは、心筋はめちゃくちゃ活動しなければならないということです。

　その疲労が蓄積すれば、心臓の機能は弱っていきます。

　ところで、そもそも心筋はなぜ収縮するのでしょう。

　当たり前のように動いてくれているのはどうしてなのでしょう。

　簡単に言えば、心筋を刺激する電気信号が発生するからです。そして、その電気信号に塩分が大いに関わっているのです。

先に述べたように、細胞内液にはカリウム、細胞外液にはナトリウムが存在します。これは心臓の細胞も同じです。

細胞内液と細胞外液は同じ濃度でありながらも、ナトリウム、カリウム、カルシウムといった電解質は、細胞膜を通して出たり入ったりします。このときに電気信号が発生して心筋を規則的に動かしてくれるのです。

ちなみに、この電気信号を解析するのが心電図です。

塩分を過剰摂取して細胞外液のナトリウム量が増えればバランスが崩れ、電気信号に乱れが出ることがあります。それは、すなわち不整脈です。

これらの理由から、塩分の過剰摂取は心臓にもよろしくないのです。

脳疾患と塩分——脳出血は塩分の過剰摂取が原因

一口に脳卒中と言っても、大きく「脳出血」「脳梗塞」「くも膜下出血」などがあります。出血は血管が破れることで、梗塞は血管が詰まることで起きます。そして動脈瘤が破れると、くも膜下出血を起こします。

これらのうち、**塩分の過剰摂取が原因となることが明らかなのが脳出血**です。

塩分の過剰摂取により、血圧が上がることは述べてきました。老化してしなやかさを失った血管に、強い圧力で血液が流れていれば、脳の血管も破れやすくなることは、もうおわかりですね。

第1章で紹介した長野県のほかにも、減塩運動によって脳出血の発症率を下げることに成功した地域は多くあります。

脳卒中の中で、戦後間もなくは脳出血による死亡者数が圧倒的な数を占めていました。この頃の日本人は塩漬け文化のただ中におり、把握できていない高血圧患者も多かったのだと思います。

それが、減塩意識が高まってくるとどんどん減って、１９７５年には脳梗塞と逆転します。脳梗塞は、加齢や高血圧に加えて、糖尿病や脂質異常症などが関わっています。これも時代が変わって食が変わった結果でしょう。

気になるのは、右肩下がりに減っていた脳出血が、そのまま下がりきることはない点

●脳卒中病型別死亡率の変化

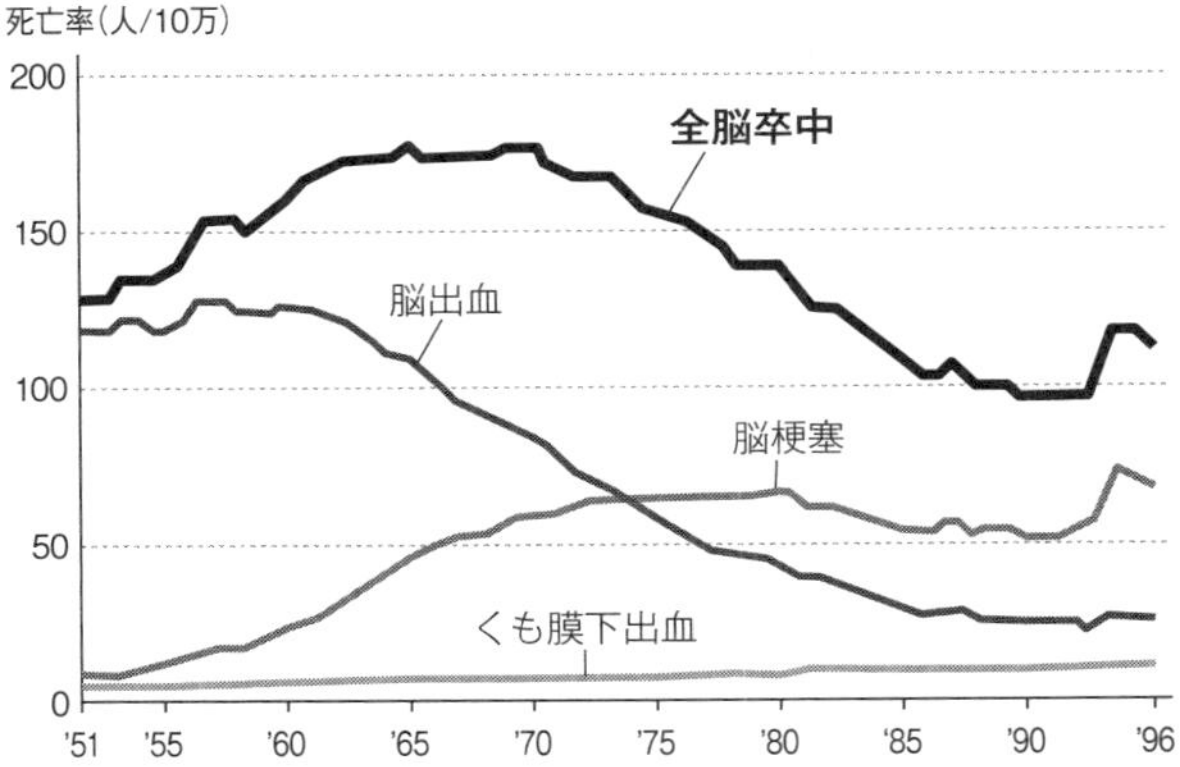

●出典：国立循環器病研究センター ホームページ「厚生省の指標」

です。見えない塩によって知らず知らず塩分過剰摂取に陥る人が増えれば、また脳出血患者も増えないとは限りません。

なぜメタボはダメなのか

第1章で述べたように、かつての健康長寿県だった沖縄に、大きな変化が起きています。

とくに、働き盛りの男性にメタボが増え、メタボが関わっている糖尿病や心筋梗塞などの生活習慣病が増えています。

今さら説明するまでもないでしょうが、**メタボリックシンドロームとは「内臓脂肪症候群」**と訳されており、次のように定義されます。

「ウエスト周囲径（おへその高さで測る腰回りのサイズ）が男性で85センチ以上、女性で90センチ以上であることに加え、高血糖、高血圧、脂質異常のうち2つ以上があてはまる」

あまりにもあちこちで言われているために、「またか」と軽んじている人が多いようです。沖縄県の男性の多くもそうなのでしょう。

しかし、さまざまな分析を経て、やはり**メタボは深刻な疾患を招きやすい**ということがわかってきました。

なぜメタボは改善しにくいのか。それは、**メタボの要素は、どれか一つだけ改善できるというものではなく渾然一体となっている**からでしょう。まさにその人の生き方そのものが表れているように思えます。

だから、簡単には改善できないし、改善に取り組もうとしない人も多いのです。

でも、逆に、意識改革一つですべてが変わるとも言えます。オセロのように、すべての要素をひっくり返すことができるのです。

●肥満傾向児の出現率の推移

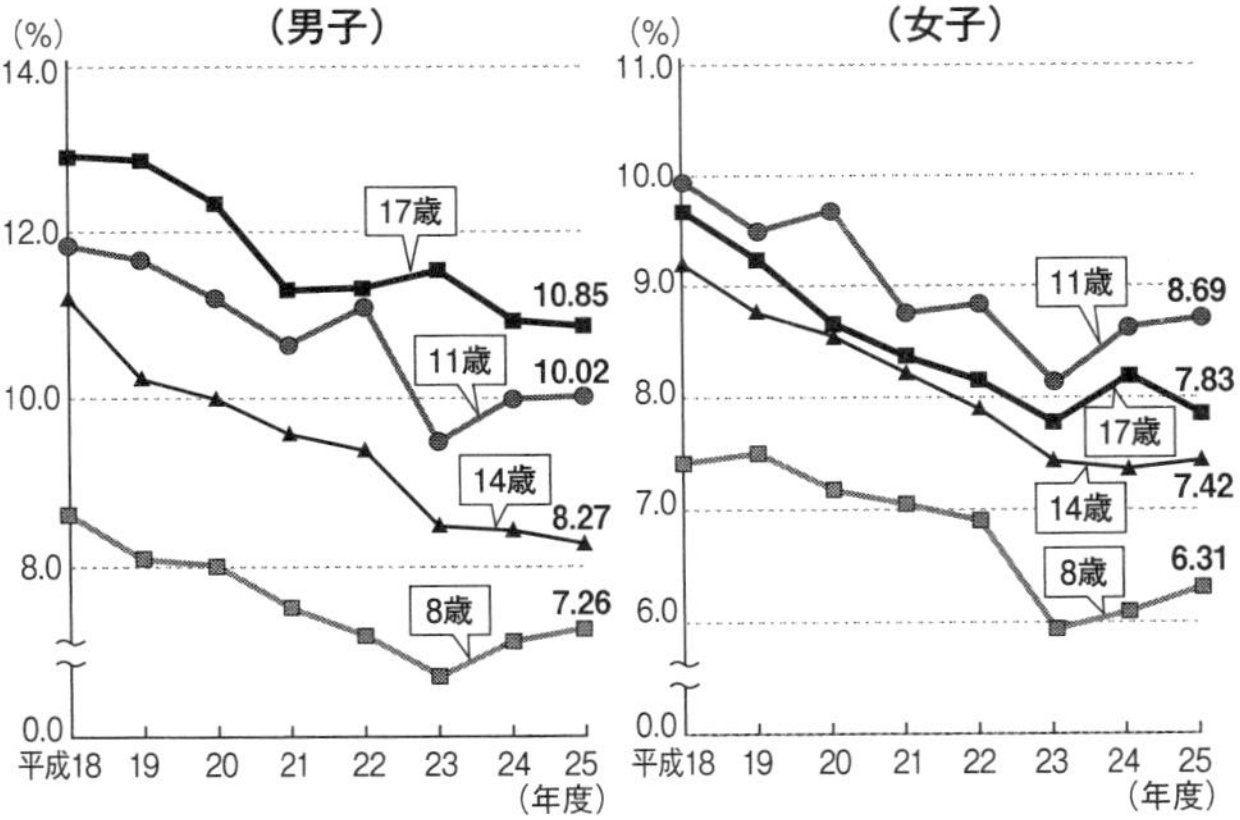

●出典：平成25年度 学校保健統計調査

もう一つ、どうしても意識改革が必要な理由を挙げましょう。働き盛りの世代の生活習慣は、その子どもたちにも大きな影響を与えるからです。子どもの毎日は、親の毎日を鏡のように映し出しています。その証拠に、**今、子どもたちにもメタボが増えています。**

そこで厚生労働省は、6歳から15歳を対象としたメタボ基準をつくりました。

・中学生でウエスト周囲径80センチ以上、小学生でウエスト周囲径75センチ以上、もしくはウエスト周囲径を身長で割った数字が0・5以上

・中性脂肪値120mg／dl以上、HDL値40mg／dl未満の片方か両方を満たす
・収縮期（最大）血圧125mmHg以上、拡張期（最小）血圧70mmHg以上の片方か両方を満たす
・空腹時血糖値100mg／dl以上

ウエスト周囲径に加えて、これらの要素のうち、2つ以上があてはまれば立派なメタボと診断されます。

子どもの肥満はこの30年間で約2倍に増え、今では10人に1人近くが肥満だと言われています。子どもの肥満は、なかなか解消しがたく、その70%がそのまま成人肥満に移行します。

早くから肥満だった人間は、早くから生活習慣病にかかります。また、最近では過度のダイエットでやせすぎの女性や、逆に肥満傾向の人からは、低体重児が生まれやすく、低体重児は成人になってからメタボを発症しやすいこともわかっています。

これは誰の責任でしょう。

働き盛りの親世代が自ら生活を変え、子どもたちを救わねばなりません。

寝たきりへ導く「ロコモ」という新しいシグナル

メタボならぬ「ロコモ」も、最近、注目されていて、推計患者数は4700万人とされています。

ロコモは**ロコモティブシンドローム**の略で、**「運動器症候群」**と訳されます。2007年に日本整形外科学会が提唱しました。

具体的には、筋肉、骨、関節、椎間板、末梢神経など、体を支えたり動かしたりする器官のいずれか、あるいは複数に障害が起きることで歩行や日常生活が困難になることを指します。

つまり、**現段階では自立できているが、近い将来、運動器の障害によって要介護になる危険性があるか、すでに要介護になっている人たち**のことです。

これから超高齢社会を迎える日本にあって、寝たきりを防ぎ、健康寿命を延ばすために、非常に重要な概念と言えるでしょう。

実際に、ロコモはメタボや認知症と並んで、健康寿命を短縮させ要介護生活へ移行する原因となることがわかっています。

本来、骨や筋肉などロコモの要素面から見た人間の耐用年数は、せいぜい50年なのだそうです。昔は「人生50年」と言うくらいに寿命が短かったから、人はロコモに陥る前に亡くなってしまいました。しかし、今は耐用年数を上手に延ばしていかねばなりません。

このロコモは、メタボと相関関係にあることが明らかです。

運動器に障害があるから運動不足になって太るとも言えるし、太っているから膝などに負担がかかるという側面もあります。

無理な運動は危険ですから、メタボとロコモを併発しているような人が、それを解決するには、食生活の見直しがなにより大切でしょう。

ロコモにも、塩分の過剰摂取が関わっていることがわかっています。

骨を強くするためにはカルシウムが必要なことは、多くの人が知っているでしょう。

塩をたくさん摂ると、私たちの体はそれを尿として排出しようとしますが、そのとき、カルシウムの排出も促されてしまうのです。

また、加工食品やレトルト食品に多く含まれるリン酸塩という添加物は、カルシウムなどミネラルの吸収を妨げます。見えない塩を含んでいるそれらの食品は、やはりなるべく避けるに越したことはありません。

塩分とがんの密接な関係

かつて秋田県では、長野県同様、塩分摂取量を減らす啓蒙活動が行われました。漬け物など塩辛い食べ物が好まれ、脳卒中による死亡率が高かったからです。

その結果、脳卒中が減っただけでなく、胃がんの発症率も下がりました。

昔の日本人は1日に30グラム近い塩分を摂っており、そのために、脳卒中のみならず胃がんも多発していました。

食塩は「NaCl」と表記されます。「Na」はナトリウム。「Cl」は塩素で胃酸の原料になる物質です。「Cl」に「H」がついた「HCl（塩酸）」が胃液の原料になります。つまり、胃液をつくるには塩素が必要だということです。

食欲がないときに、おかゆに梅干しや佃煮などしょっぱいものを添えると食べられるのは、胃液の原料が入ってきて体が喜んでいるからです。

ほどほどならいいのですが、塩を過剰摂取すると胃液が濃くなります。濃くなった胃液は胃壁を荒らし、それによって胃がんが誘発されるのだと考えられています。

WHOでも、高血圧予防のために、食塩の摂取は1日5グラム未満としています。国立がん研究センターがん予防・検診研究センターでも、胃がんの発生リスクを高める要因の一つは高塩分食だとして、減塩をすすめています。

もちろん、塩分が原因のすべてではありません。また、塩分感受性には個人差があり、塩分を摂っても血圧が上がらない人もいます。また、ピロリ菌が胃がんの危険因子として認識されています。これらいくつかの因子が複合的に重なることによって、胃がんは引き起こされるのでしょう。

胃がんに限らず、**さまざまながんを遠ざけるには、なるべく「見えない塩」を減らすというのが大事なこと**でしょう。

「見えない塩」が含まれている加工食品は、同時に、砂糖や油脂が多かったり、食品のみかけやもちを良くするために、添加物が使われていることも多いのです。

私たちの前に「これを食べたら、絶対にがんにならない」などという食品は用意されていません。しかし、食事内容に気をつけ、自分の食事を自分でハンドリングすることは、取り組む価値が充分にあるでしょう。

少なくとも私は「どこで誰がどうやって」つくったかわからないものは、なるべく食べないように努力しています。

「私の体」は「私が食べたもの」でつくられているからです。

第4章 美味しく知的に減塩するコツ

「慣らされた味」からの脱却を

人の味覚には「慣れ」が大きく関与しています。塩分過剰摂取は、ひとえに慣れによるものです。だから、同じものを食べている家族は同じような病気にかかりやすく、濃い味を好む食習慣が親から子へと伝わるから、高血圧の親を持つ子どもは高血圧になりやすいのです。生活習慣病は遺伝の要素プラス生活習慣が大きく影響しています。

地方出身の男性が、都内の会社に就職するにあたって寮に入りました。その寮では、社員の健康管理に熱心に取り組んでいました。

寮で出される食事は薄味だったので、男性は最初の1年くらい「食べた気がしない」と同僚に不満を訴えていたそうです。それでも、3年も生活しているうちに、すっかり慣れたのでしょう。今では実家に帰ると「濃いな」と感じるといいます。

この男性の場合、いい変化があったわけですが、もちろん逆もあるでしょう。**普段からいかに、「濃い味に自分の舌を慣れさせないか」が重要**なのです。

長野県の事例でもわかるように、日々の食事から徐々に塩分摂取量を減らせば健康寿命も延ばすことができます。

しかし、「日々の食事から塩分摂取量を減らす」ことを実行するには、「塩分を可視化」することが必要です。

自分の食べるものは自分（あるいは家族）が調理するしかなかった時代には、使用する調味料でおおよその塩の摂取量が予測できたものです。

煮物をつくるときにどのくらい醤油を入れるのか、味噌汁にどのくらい味噌を使うのか、漬け物にどれほど塩が必要なのか。そういったことがわかっていたから、「塩分、摂りすぎかも」という自覚が多くの日本人にありました。

しかし、**外食や加工食品の割合が増えた現代では、「見えない塩」を見抜く知識が必要です。**

自覚を持って塩を摂りすぎるか、自覚なく摂りすぎるか。ここには大きな違いがあると思うのですがいかがでしょう。

現代人にとっては多くの場合、「慣れた味」というより外食や食品メーカーによって「慣らされた味」というのに近いでしょう。

だとすれば、なおさらそこから脱却するのは意味のあることだと思うのです。

健康寿命を延ばしたい人は、自分で食事をつくる

男性であろうと女性であろうと、自分が食べているものの実態を知ることはとても大事なことです。

ある二〇代後半の女性は、栄養に関する知識が豊富で、結婚した当初から張り切って食事をつくっていました。母親から、「食事が将来の健康も不健康もつくる」と教えられて育ったので、できるだけ手料理をテーブルに並べました。

ところが、30歳になったばかりの夫は「もっとがつんとした味のものが食べたい」と言いました。「がつんとした味とは?」と聞いてみると、しばらく考えた夫が「最もわかりやすい例」として挙げたのは、有名店のラーメンでした。

そこで、女性は週末に一緒に料理をつくることを提案しました。夫の望むような味を目の前でつくってみせることにしたのです。

ラーメンに限らず、たとえば、焼き菓子などなんでもそうですが、美味しいと評判の

店でつくっている現場を見ると驚くことがあります。

「こんなにバターを使っているからサクサクしているんだ」

「こんなに砂糖を入れているからしっとりしているんだ」

自分で同じものをつくろうとしたら、相当の勇気がいります。

この男性も、実際に目の前で見ることで、**自分の好きな味がどれほどの大量の油や調味料によってつくられているのかわかった**ようです。

私はなにも、そういうものを「食べるな」と言いたいのではありません。

ただ、なにがどのくらい使われているか、その製造工程を知れば、「偏らない」「続けない」「重ねない」などのつき合い方のコツが見えてくると思うのです。

自分で自分の人生をマネジメントするために、もっと「食で自分の命を養う」ことに関心を持ちましょう。健康寿命を延ばして楽しい人生を送りたいと考えているなら、ぜひ自分の食事をつくることにチャレンジしてみてください。

毎日やらなくても結構です。何度かつくっているうちに、だんだん食べ物の真の姿が見えてきます。そうすれば、コンビニで、できあいの総菜一つ買うのでも「こっちのほうがいい」と的確に判断できるようになります。

「だいたい」でいいのです

あまり料理をしないという人たちと話をしていると、その多くが「健康のためにも経済的にも本当は自炊したほうがいいな」と考えているのがわかります。考えているけれど、できないのです。

もし、あなたがこれまで、ついできあいの総菜や外食に頼ってしまっていたなら、あなたにとって料理が楽しくなくて面倒なものだったからでしょう。

料理が楽しくないのは、「理（ことわり）」つまり、道筋がわかっていないから。そして面倒なのは「料（はかる）」ことが必要だからです。でも、たとえ計量スプーンや目盛りがついたスケール（秤《はかり》）がなくても、目や手で測る方法はあります。

健康のためには1日350グラムの野菜を摂るのが目標とされていますが、刻んだ野菜なら両手山盛り1杯分が約100グラム、加熱した野菜なら片手1杯分が約100グラムに相当します。また、果物は1日200グラム摂るのが目標とされていますが、握りこぶし1つ分くらいの大きさの果物がこれにあたります。たとえば、キウイ（1個100グラム）なら2個になり、りんご（1個200グラム）なら1個が1日の目安になります。

また、味付けの順番が「さしすせそ」と言われるのは、材料に一番染み込みにくい砂糖を最初に入れ、次に塩、酢、そして香りが飛びやすいので醬油・味噌はあとに加えるのがよいという意味です。

地面の上に生長する葉野菜などはお湯から茹で、地面の下の根菜類は水から茹でるというのも理由があります。葉野菜は短時間ですぐに軟らかくなり、根菜はじっくり加熱することで、表面だけでなく全体が均一に軟らかくなるからです。

また、調理法についても、現代ではわざわざ本など読まなくても、インターネットでさまざまな情報が得られます。

「自分の食事づくり」を楽しめる条件が、今ほど揃っている時代はありません。

減塩醤油はいらない?

大事なのは、**塩分摂取量を減らすのは手段であって目的ではない**ということです。

では、どんな目的のために私たちは、それをしようとしているのでしょうか。健康寿命を延ばすためです。**健康寿命を延ばし、寝たきりにならずに人生を最後までエンジョイしたいから**です。

そして、「食べること」は人生の喜びのかなりの部分を占めています。だから、美味しくないものを食べていたら本末転倒と言えるでしょう。

私自身、普段から塩分摂取量に気をつけていますが、いわゆる**「減塩醤油」の類は使いません。**工夫次第で、美味しく減塩できるからです。

ある六〇代の女性は、医者から高血圧を注意されて減塩醤油を使っています。

しかし、それを使うと好物のお刺身が美味しく食べられないとこぼします。結局、減塩醤油の中でお刺身を泳がすようにしてたっぷりつけてしまうのだそうです。

煮物をつくるときも、味見しながら「どうも、ピンとこないわ」とじゃばじゃば入れることになります。

好物も手料理も、**減塩醬油を使うことによって結果的に塩分を過剰摂取してしまっています。**減塩醬油は濃口醬油の半分の塩分になっていますが、倍量を使ったのでは意味がありません。こうした矛盾に陥っている人が結構いるのです。

それよりも、新鮮なお刺身があったら、ワサビや薬味を添えて、濃いめの刺身醬油を少しつけるようにしたほうが味が引き立つでしょう。

要は、食事の中にいかにメリハリをつけるかです。

たとえば、サバの味噌煮をつくるときに味噌を控えては、ぼけた味になってしまいます。主菜がぼけていれば、ご飯を美味しく食べるためにほかのおかずに濃い味を求めてしまうので、結局どこかで塩分を摂りすぎます。

そこで、サバの味噌煮はご飯に合う濃い味にし、その分、副菜に塩を使わない工夫(たとえば蒸し野菜にごま油と唐辛子を利かせたたれをかけたり、甘酢和えの野菜料理をつくるなど)をするほうが、はるかに美味しくて効果的な減塩が図れます。

料理好きは、ボケない

三〇代半ばのある女性は、外資系金融機関で働くいわゆるキャリアウーマンです。かなり忙しいはずですが、朝食はもちろん、夕食もたいてい自分でつくります。彼女にとって料理は苦ではなく、むしろ息抜きになっているようです。「それに、あまり時間をかけませんから」と余裕を見せます。

このように、さくっと料理ができる人は「使い回し」が上手なのです。前日の残り物や、冷蔵庫の中にある半端な野菜などを、使い回して新しくおかずを考えることをゲームのように楽しめます。

一方、料理が苦手という人は、それがなかなかできません。たとえば、トンカツのつけあわせ用に買ったキャベツが半分以上残っていても、それをどう使おうか考えることをおっくうに感じます。

また、余ったトンカツは、卵とじにするなどして翌日新しい一品を楽しめるのに、それをせずに「昨日と同じものをもう食べたくない」と考えます。

そして、「結局いろいろ捨ててしまうのだから、外でお弁当でも買ったほうが安上がりだ」となるのです。

ここはぜひ発想を転換させて、**メニューを考えることを知的な作業として楽しんでもらいたい**と思います。というのも、それがボケ防止にも一役買うからです。

自分で料理をつくる人は、1日のうちの相当な時間、料理について考えています。

「家にどんな食材があったっけ？」

「今日は、スーパーには寄れるかな。寄れるとしたらなにを買おうか」

「明日は残業になりそうだから、少し余計につくっておいたほうがいいだろうか」

「明日の、お弁当のおかずにもできるものがいいな」

こうしたことを、あれこれ検討するだけでも、結構、頭を使います。

また、料理するときには、最も美味しい状態で食べられるようにできあがりから逆算し調理します。だから、段取り力も格段にアップします。

たとえば、6時に家に着いて、7時頃に白米と味噌汁と焼き魚とほうれん草のお浸しという夕食を摂ろうとしたら、どうすればいいでしょうか。いきなり魚を焼くことはしないでしょう。

まず、お米を研いで炊飯器のスイッチを入れ、味噌汁をつくり始める。このとき、冷蔵庫にペットボトルなどに昆布や煮干しを入れた「水出汁」があれば、もっと手間が省けます（164ページ参照）。もう一つの鍋でお湯を沸かし、ほうれん草を茹でる。そして、最後に魚を焼いて、ちょうど焼き上がる頃には、ご飯も味噌汁もできている。

こうした段取りが上手にできれば、料理はちっとも苦ではありません。

最初は、いたずらに時間ばかりかかってしまうかもしれません。「せっかくがんばってつくったけれど、食べるときには冷めちゃった」などということもあるでしょう。

でも、回数を重ねればコツがわかってきます。どんどん段取り上手になっていくので時間も労力も半減します。

「すごい、今日は20分でできた！」

こうして、やればやるほど面白くなっていきます。

お弁当をつくってみよう

今、自分でお弁当をつくってくる「弁当男子」が増えています。私は、とてもいいことだと思っています。

以前、料理撮影の仕事がかなり多かった頃、私は数名の女性アシスタントを雇っていました。

募集にあたって私が出した条件の一つが、「毎日、お弁当をつくってくること」というものでした。

応募してくる人の中には、栄養士や調理師の資格を持っている人も多くいました。しかし、そういった資格は実際に料理をしなければ意味がありません。私にとって、資格よりも、自分でお弁当をつくれることのほうがはるかに重要でした。

自分でお弁当をつくることには、いくつもの利点があります。

まず、セルフマネジメントに役立ちます。

コンビニしか開いていないような深夜まで遊んでいたら、翌日ちゃんとしたお弁当はつくれません。

次に、かなりの節約が図れます。

毎日1000円のランチを食べていたら、月にして2万円を超えます。私は、お弁当をつくって節約したその分で、本格的な料理屋なりレストランなりに食事に行くようにアシスタントたちにアドバイスしていました。それによって、それまで知らなかった食材や調理法を学ぶことができ、そうした経験が、さらに料理の腕を上げてくれるからです。

そして、最も大きな利点は、「自分の健康をつくりだす食事」の基本が、自然に身につくことです。

バランスよく、しかも見た目のいいお弁当をつくろうとすると、だいたいお弁当箱の半分にご飯、半分におかずを詰めることになります。おかずスペースも3つに区切り、肉や魚などの主菜を1つ、野菜の副菜は調理法を変えて2種類くらい入れると彩りよく仕上がります。

こういう約束事を守ったお弁当をつくっていると、自然と栄養バランスがとれ、塩分の過剰摂取も起きません。

そして、体重管理もラクにできるようになります。というのも、「お弁当箱の大きさ＝摂取カロリー」になるからです。たとえば、600ミリリットルくらいの容量のものを使えば、そのお弁当は約600キロカロリーだと考えていいのです。

こうしてお弁当をつくっていると、**計量スプーンや秤など一切使うことなく感覚が磨かれて、ほかの食事についても塩分やカロリーが予測できるようになります。**

一汁三菜の重要性

ほとんど料理をしたことがない人や、塩分量についてなど考えずにきた人にとって、いったいなにからどう手をつけていいのか迷うところかもしれません。

そんなときは、水野南北や石塚左玄、桜沢如一らが守ってきた「食養生」や「和食の基本」に立ち返ってみましょう。

和食には昔から「一汁三菜」という概念があります。日本の食事の基本は「ご飯を食べる」ことにあります。ご飯を美味しく食べるために、汁物と3つのおかずを用意するのが一汁三菜です。

このとき、ご飯と相性がいいおかずを、**塩味に頼るのではなく、出汁を活かして、お酢や香味野菜、生姜《しょうが》、唐辛子などの辛味を使ってより美味しくつくればいい**のです。

●理想の一汁三菜

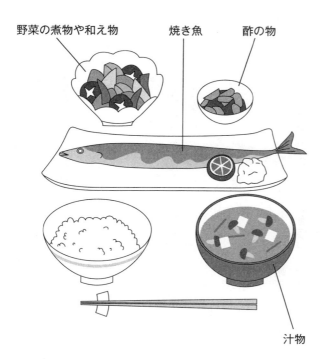

ところが、今は「そもそも一汁三菜とはなにか」を知らない人が多くいます。

あるとき、さまざまな食べ物の写真を見せて、「あなたなりの一汁三菜を調えてください」という調査をしたことがありました。

すると、煮物が2つ入っていたり、豚肉の生姜焼きと焼き魚を選んだり、そもそもご飯がなかったりと、ひどく偏ったメニューを選ぶ人がいました。

本来の一汁三菜の理想の一例を挙げるなら、ご飯、汁物またはお茶、焼き魚、酢の物、和え物（もしくは煮物）といったところでしょう。3つのおかずのうち、メインに魚や肉、あるいは卵や豆腐料理を、残り2つのおかずは小鉢の酢の物や和え物や煮物などで、野菜やきのこ、海藻を摂るようにするといいでしょう。

こうした一汁三菜メニューなら、自然と栄養バランスもとれます。カロリーについても塩分についても、いちいち計算などしなくていいのです。

「五色、五味、五法」に則る

和食の世界には、「五色、五味、五法」という言葉があります。

5つの色の食材、5つの味付け、5つの調理法を意識すれば、自然とバランスのいい食事内容になるという教えです。

まず五色についてはどうでしょう。

主菜に使う肉や魚は、だいたい赤茶っぽい色をしています。**カラフルに五色を揃えるには、副菜に野菜を持ってくる必要があります。**

たとえば、白いご飯に、黒いわかめが入った汁物、紅鮭の切り身を焼いて主菜にし、黄色いカボチャの煮物と、小松菜の辛子和えを副菜に添えれば五色が揃います。

お母さんが子どものお弁当をつくるとき、蓋を開けた子どもが喜ぶようにいろいろな色を使ってきれいに仕上げようとしますね。これによって自動的にバランスのいい内容になっているのです。

五味は、「甘味」「塩味」「酸味」「苦味」「旨味」という、私たちが感じ取ることができる5つの味です。

詳しくは後述しますが、**放っておけば甘味や塩味に偏りがちになりますので、酸味、苦味、旨味を意識的に取り入れていくといい**でしょう。

五法については、生、煮る、焼く、揚げる（炒める）、蒸すなどの調理法の中からなるべく多くを取り入れるようにします。

揚げ物ばかりだったり、煮物ばかりだったりすれば、どうしても栄養バランスは偏ります。そして、**五法が偏るときは調理器具も偏っています。**

調理器具と言えば鍋と釜が基本だった日本に、戦後、フライパンが入ってきました。

実は、このムーブメントの裏にはアメリカの政策がありました。当時のアメリカは小麦や大豆からつくられた油を日本人に消費してもらうために、主婦たちにフライパンをすすめたのです。

フライパンが入ってくると同時に、「フライパン1個で簡単に料理する」という概念ももたらされました。

それまで、魚を網で焼き、野菜料理は鍋で別につくっていたのを、「肉と野菜を一緒に炒めればいいじゃない」となっていきました。

今も、「フライパン1つで料理」といったキーワードに人気があります。ラクに料理をするためには、調理器具を絞るのは一つの手です。

ただ、そのときに炒め物など「一法」に偏ることがないように、もう少し工夫を凝らしてみてください。

チェックする目を持とう

「五色、五味、五法」の観点を持てると、外食のメニュー選びも上手にできるようになります。

見る目ができてくると、一見バランスが良さそうな定食でも、実はそうでないものがあることがわかります。

たとえば、ある店の「サバの味噌煮定食」では、主菜がサバの味噌煮で、そこにきんぴらごぼうとイモの煮っころがしの小鉢がついていました。「魚と野菜が主体だから健康にいいだろう」と考え、注文する中年男性が多いようです。

しかし、色はほとんど茶色っぽく、調理法に至っては「煮る・炒め煮・煮る」と全部同じ。味付けも甘味と塩味に偏っています。

また、あるファミレスで「鶏の唐揚げ定食」を注文すると、主菜の鶏の唐揚げのほかに、コーンスープとサラダがついてきます。こちらは、色合いはちょっとカラフルになっています。

しかし、唐揚げに油を使い、コーンスープにバターを使い、サラダにはドレッシングがたっぷりかかっています。つまり油だらけなのです。

コーンスープをかき玉汁に替えて、サラダをほうれん草のお浸しにでもすると、格段にバランスが良くなります。

外食でも、自分でつくるときでも、「五色、五味、五法」でチェックしてみてください。

私も、バランスの良いメニューの撮影の仕事をするときなど、まずここを考えます。するると、色はきれいに映え、美味しく満足感があるメニューができあがります。

そして、あとから計算をしてみると、ちゃんと栄養バランスがとれていて、しかも、塩分もカロリーも控えめになっているのです。

ワンプレートではなく小鉢活用

今、メインの料理はつくれても副菜をつくれない人が増えています。

カフェ飯に代表されるような、「ワンプレート」の食事文化が広まっていることも大きいのでしょう。

ある家庭では、夕食に大きなワンプレートを用いています。たとえば、そこにパスタとハンバーグとサラダを一緒に盛ってしまうのです。

しかし、お子様ランチでもあるまいに、大の大人がワンプレートで食事をしている姿はお世辞にもかっこいいものではないと思うのは私だけでしょうか。

「五色、五味、五法」で調えたおかずは、主菜1品と副菜2品があったとしたら、それぞれ、色合い、味わい、香りが違います。しかも、しっとりと水気を含んだものもあれば、かりかりした食感が重要なものもあるでしょう。

そうした、メリハリのある一つひとつの美味しさを楽しんでこその食事です。それを一皿に盛ってしまったのでは、お互いの良さも台無しです。いくら大きめのお皿におしゃれに並べてみても、ワンプレートは「丼」と同じです。

また、ワンプレートでは、本来、食事を通して学べるさまざまなこと、たとえば器を正しく持つとか、迷い箸をしないとかいったことが学べません。

それに、健康面でもおすすめできません。

まず、**早食いになってしまいやすい**ことがあります。さらには、どうしても**副菜が貧弱になって野菜不足に陥ります。**

ご飯茶碗、汁椀のほかに、主菜用のお皿と、副菜用の小鉢2つを用意しましょう。

今、若い人たちを中心に小鉢を持っていない人が増えていますが、**小鉢は大変な優れ物です。**加熱した野菜類をほどよく盛ると、だいたい70グラムくらいが摂れる計算になるからです。

きんぴらごぼう、ひじきなどの煮物、ほうれん草などのお浸し、きゅうりやわかめの酢の物……こうした副菜を70グラム前後盛った小鉢を2品、主菜に足した一汁三菜を朝昼晩と摂っていたら、なんの計算もしなくても自然とバランスのいい食生活が送れます。

食物繊維が不足する心配も、塩分を摂りすぎる心配もないでしょう。

副菜は、そのたびにつくらなくても、数日分まとめてつくり、保存容器に入れておきます。ただし、必ず小鉢に盛って、食器を手に取って食べること。そうすれば、自然と姿勢が良くなります。

失敗しない「さしすせそ」

実際の味付けについては、古くから言われている「さしすせそ」に従えば、まずおかしなことにはなりません。家庭科の授業で習ったとは思いますが、先に述べたように**「さしすせそ」は調味料を加える順番を示しています。**

私はかつて、「さしすせそ」についてどれだけ知っているかというアンケート調査の結果を目にしたことがあります。

面白いことに、「それぞれどんな調味料を指しているか」については、中高年よりも若い人のほうが正解率が高くなっていました。

中高年は、かつては覚えていたものの、忘れてしまっているのでしょうか。「そ」をソースと思い込んでいたり、「せ」をゴマ＝セサミンと答える人もいました。

正しくは、以下の通りです。

さ＝砂糖
し＝塩
す＝酢
せ＝醤油
そ＝味噌

たとえば、煮物をつくるときに、出汁で煮たあと、塩や醤油を砂糖より先に入れてしまうと、砂糖が食材に染み込みにくくなってしまいます。だから、砂糖は一番に入れます。

また、風味が重要な醤油や味噌は、仕上がりに加えることで、香りが保てます。

これから料理を始めようという人も、やっていたけれどあまり上手にできなかったという人も、昔から伝えられている「さしすせそ」を大いに活用してみましょう。

ちなみに、調味料名については正解率が高かった若い人たちも、その意味について問うと、がぜん怪しくなってきます。「調味料を加える順番」という正解を選択した人は約6割。「体のために摂るべき調味料」という答えを選んだ人が約3割いました。

さらに、正解だった6割の人も、「ではそれを実践しているか」と聞くと、多くが「やっていない」と答えています。

いくら知識があっても、それを実際に使えていなければ意味がありません。若いうちは記憶していても、実践していなければ忘れていきます。中高年の正解率が低かったのは、実践していない人たちが多い証拠でしょう。

なぜ甘じょっぱい味が受けるのか

ときどき、健康のことなどまったく考えずに、経済的な理由のためだけに自炊している若い人を見かけます。そんな彼らの食事は、「五色、五味、五法」とは無縁です。そして、味は「甘味」と「塩味」の2つにひどく偏ります。それは当然のことなのです。

5つの味覚のうち、私たちが最も原始的にわかるのが甘味です。

ブドウ糖は唯一、脳のエネルギーになるものです。脳を働かせるために、人間にはブドウ糖が不可欠です。

ご飯などの炭水化物も最終的には分解されてブドウ糖になりますから、甘いものが嫌いな人でも普通の食事をしていれば、ブドウ糖が不足することはありません。しかも、甘いものは炭水化物よりも早くブドウ糖となり吸収されるため、人間は誰に教わらなくても、甘味を美味しいと感じるようにできているのです。

生まれて間もない赤ちゃんは、視力が０・０１しかないと言われています。ところが、水を入れたコップと砂糖水を入れたコップを置くと、砂糖水のほうに首を振るそうです。「甘いもの＝美味しい」ということが、生まれたときから刷り込まれているのでしょう。

また、しょっぱい味も美味しいと感じるようにできています。

前述したように、**人は塩分がなければ細胞の浸透圧を適正に保つことができず、生命を維持できない**からです。

このように、甘い味としょっぱい味を美味しいと感じるのは、生命体として極めて自然なことです。だから、素材自体はあまりよくなくても、甘じょっぱい味を濃いめにつけておけば、たいていのものは美味しく食べることができます。

ファストフードに代表される外食産業や、市販の加工食品では、万人受けするようにこの濃いめの甘じょっぱさが多用されています。

一方、甘味や塩味と違って、「酸味」や「苦味」は簡単には美味しいと感じることができません。

酸味を美味しいと感じられるようになるためには、学習と「慣れ」が必要です。というのも、食べ物が腐ると酸っぱくなるため、酸味は危険サインでもあるからです。本能に従えば「酸っぱいものは食べてはいけない」ことになりますが、学習能力のある人間なら違います。とくに、日本にはお酢という調味料があり、子どもの頃から酢の物を食べているし、梅干しのおにぎりなどにも慣れているため、酸味を美味しさとして感じ取りやすいのです。

また「苦味」は大人の味であって、子どもは苦手です。

大人になればビールやコーヒーの美味しさがわかります。しかし、子どもはその苦味をひどく嫌います。たらの芽やふきのとうなどの野菜の苦味も、やはり大人になって体験を重ねたあとで美味しいと感じることができます。

これは、大人になると味蕾《みらい》の細胞が減ってしまうからです。苦味体験が少なく敏感すぎる子どもの味蕾には、苦味は受け入れがたいのです。

「いつもの味」は気づかない

「味蕾」とは、舌にたくさん存在する味覚受容体のことです。花のつぼみのような形をしていて、5つの味を感じ取るために重要な役割を果たしています。

フランスの味覚研究者として知られるジャック・ピュイゼ氏が1974年に始めた味覚の授業に参加する機会がありました。

その授業では、全員に透明な液体が配られました。液体の中には、甘味、塩味、酸味、苦味の4つが入っています。

無色透明で匂いのないその液体を飲んで、「どんな味を感じましたか？」と尋ねられます。

このとき、最も不慣れな味を一番最初に感じ取り、親しみがあり慣れているものを最後に感じ取ります。

私の場合、まず「これ苦い」でした。続いて「しょっぱい」とも感じ、「でも、あとから甘味もくるわねえ」と思い、最後に「酸っぱい味も入っているかしら」となりました。

苦味は、ほとんどの人が最初に感じ取ります。現代人は、普段からあまり苦味を食していないからです。子どもたちも「苦い」とすぐに言いました。

続いて、たいていの人は「酸っぱい」と酸味を感じ取ります。私が酸味より先に塩味や甘味を感じたのは、普段からお酢をよく使っているからでしょう。

この味覚のセミナーでは、一人ひとり感じ方が異なることを体験させ、それぞれがお互いの特徴や個性を認め合うことの大切さを、子どもたちに伝えています。

日本人が誇るべき、旨味に対する感覚

4つの味が混じった無色無臭な液体の中に、入っていなかったのが「旨味」でした。旨味はアミノ酸であり、アミノ酸は脳の神経伝達物質のもとにもなる必須物質です。そのため、人はそれを美味しいと感じるようになっています。

この授業では、旨味を感じるのは「甘・塩・酸・苦」の4つの味を同時に感じたときと表現していたのですが、私は、それはあくまでフランス流のものであって、そのまま

では日本の食文化にはあてはまらないのではないかと思いました。

日本は、四方を海に囲まれ、温暖な気候で、四季があり、突出した食文化を持っています。和食がユネスコの無形文化遺産に登録されたこともあり、ますます注目されている「旨味」ですが、他国では長く注目されることはありませんでした。

そもそも、**旨味を独立した味として発見したのは日本人**です。

それまで、甘味、塩味、酸味、苦味の4つが基本の味とされていたところへ、明治時代の1907年、東京帝国大学教授の池田《いけだ》菊苗《きくなえ》が、昆布に含まれるグルタミン酸を発見しました。続いて大正時代の1924年に小玉新太郎《こだましんたろう》がかつおぶしからイノシン酸を、1950年代に国中明《くになかあきら》がしいたけからグアニル酸を発見しました。

ただ、こうした発見を待たずとも、古くから出汁をひいていた日本人は、4つの味では定義できない味が存在することに気づいていたはずです。だからこそ、多くの研究がなされたのでしょう。

一方、これらの発見のあとも、欧米ではなかなか独立した味としての旨味は認められず、あくまで4つの味が複合的につくりだしているものと思われていました。

ところが、２０００年に、舌の味蕾の感覚細胞にグルタミン酸受容体が発見されて、旨味は世界的に大きな注目を浴びるようになったのです。

しかし、フランスの授業では、独立した味としての旨味の説明はごくシンプルで、グルタミン酸粉末を高濃度で溶かした液体を飲み、「旨味は濃すぎると不味くなる」ということを体験するというものでした。

ただ、旨味について関心を持っている味覚教育者は多いようで、熱い牛乳、熟成パルミジャーノ、固形チキンコンソメ、海藻、ジブーク（カキの名産地）のカキ、醤油などに旨味があるとしていました。

美食の国フランスと日本では、甘味、塩味、酸味、苦味はともかく、旨味に関しては認識の違いがあることを実感しました。

日本には、出汁という、まさに旨味のもとがあります。

ちなみに、パルミジャーノチーズにはたしかに旨味もあるけれど、かなりしょっぱい。塩味と旨味が共存している美味しさとも言えます。

出汁を活用して塩分を減らす

パルミジャーノチーズとは違って、昆布やかつおぶしからとる日本の出汁には、しょっぱさはありません。塩分は鰹や煮干しの出汁で100グラム中0・1グラム、昆布出汁で0・2グラムとわずかなのに、旨味が凝縮されています。だから、**出汁を活用することによって、塩分の摂取を減らしても美味しい料理がつくれます。**

和食をつくるときには、まず旨味だけの出汁があり、そこに少量の塩や醬油、味噌などを加えていくという方法を取ります。

ある鰹節メーカーが展開している専門店では、カフェでお茶を飲むように出汁を味わうことができます。私も行ったことがありますが、まず最初に出汁だけを味わうと、鰹節の匂いが強めに感じられました。そこに塩を少し入れると味わいが出て、さらに醬油を数滴垂らすと香り高くなり、バツグンに美味しくなりました。

醬油には200を超える香りの成分が入っているため、香りを通しても美味しさを感じることができます。いわゆる「おすまし」の美味しさの秘密がここにあるのです。

味噌も醬油と同様、香りを楽しめる調味料です。だから、味噌汁をつくるときには、

●水出汁のつくり方

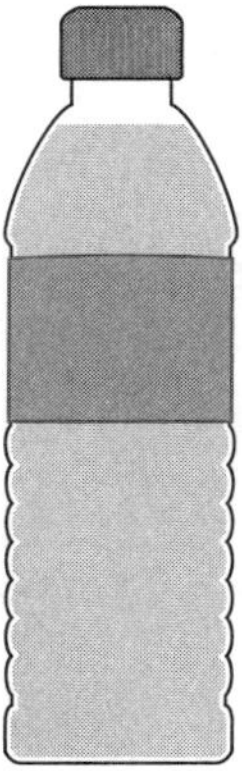

ペットボトル（500ml）

昆布（5g）
煮干し または かつおぶし、
干ししいたけも可（5g）

↓

冷蔵庫で3～4日保存可

↓

なくなったら再び水を加えて
二番出汁をつくります

その香りが殺されないように、最後のほうで味噌を入れるのです。

和食では**いい出汁をとり、その出汁を活かすためにも調味料を控えめ**にする。これが美味しく塩分を減らすためのコツです。

いろいろな出汁のとり方がありますが、私が実践している「水出汁」はとても簡単です。上にまとめておきました。見ての通り、決して面倒なことはないでしょう。

昆布や煮干し、かつおぶし、干ししいたけなどをペットボトルに入れて、水に浸けておくだけ。夜寝る前に浸けておけば、翌朝にはできていますから、朝のお味噌汁に使えますし、残った分は冷蔵庫で3～4日は保存して使うことができます。

なによりおすすめ！ お酢の活用

普段の食事で、私が大いに活用しているのがお酢です。**酸味には塩味を強く感じさせるという特徴があるため、お酢を使うことで少しの塩分で済む**のです。

また、お酢には疲労回復やメタボ予防などの働きもありますから、私は「見えるところ」「見えないところ」両方に使うようにしています。

見えるところとしては、酢の物やピクルスといった「ちょっと酸っぱいな」と明らかに酸味を感じ取れる料理をつくります。冷蔵庫で保存すれば、酢の物やピクルスは結構、日持ちします。いつもつくり置きしておくといいでしょう。

見えないところとしては、煮物や炒め物の調味料として用います。煮物に醤油を入れるときにその何割かを黒酢で代用したり、炒め物を薄味でつくって最後に酢を回しかけたりします。**火を通すことで酸味は飛んでしまいますから、酸っぱさは感じないのにコ**

クがついて、薄味でも美味しさが増すのです。

蒸し物や焼き物、温野菜などの料理にかける「たれ」をつくるときも、隠し味にお酢を入れます。なんにでも入れてしまうと言っても過言ではありません。お酢を入れることで、結果的に美味しくなるのですから、使わない手はありません。

米酢、黒酢、玄米酢、バルサミコ酢、ワインビネガーなど、今はいろいろなお酢を簡単に入手できます。それぞれ、風味や味わいが違うので、使い分けると食卓がより豊かになるでしょう。

醤油の代わりに「ポン酢」を使うのも、手っ取り早い減塩に役立ちます。

お酢活用入門にぴったりのポテトサラダ

お酢で下味をつけることで、塩を減らすこともできます。

たとえば、私はポテトサラダをつくるときに、たっぷりのお酢を使います。

ポテトサラダを自分でつくってみるとわかりますが、ものすごい量のマヨネーズを必要とします。

●ポテトサラダ変身術

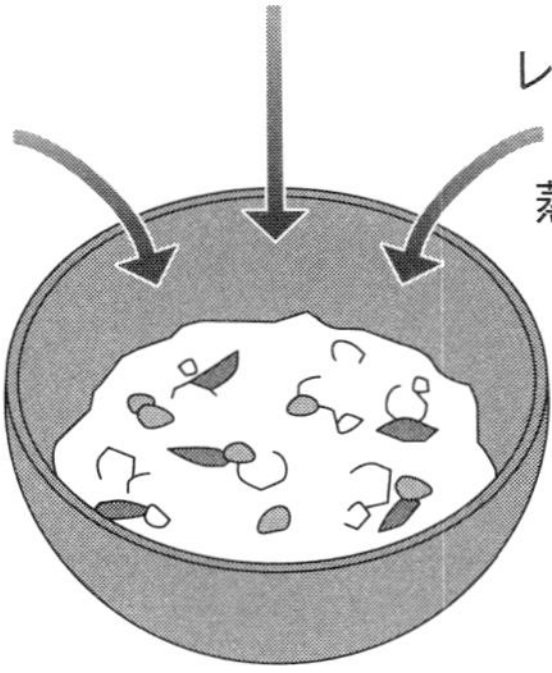

「よく行く居酒屋のポテトサラダが好きで、自分でもつくってみたけれど、これでもかというくらいにマヨネーズを入れないと、その味にならなかった」

こう話してくれた女性は、じゃがいも3個分のポテトサラダをつくるのに、市販のマヨネーズを半分使ってしまったそうです。

当然、塩分もカロリーもかなり高くなりますね。

そこで、お酢です。お酢を上手に使うと、ひとりでに塩分もカロリーも控えることができます。

私がポテトサラダをつくるときには、蒸したじゃがいもを潰す段階で、かなりの量の合わせ酢を全体にかけておきます。

さらに、マヨネーズにはカスピ海ヨーグルトを半量混ぜます。カスピ海ヨーグルトは、成分のクレモリス菌によるとろとろとした粘性があるので、シャバシャバにならずとろみのあるソースになります。そして、おろしニンニクや粉チーズを少量加えると、味わい深いソースになります。

こうした工夫によって、普通につくったときの4分の1くらいのマヨネーズしか使わずに、美味しいポテトサラダができあがるのです。

このポテトサラダをベースにして、旬の野菜をなんでも足していくと、より多くの野菜が食べられるので、料理初心者におすすめです。

ハーブの効用

肥満が問題になっていた30年ほど前のアメリカで、ハーブやスパイスの使用が推奨されていたことは第1章でも述べました。

当時から私は、**「健康食として誇れる和食の唯一の欠点は塩分過多だ」**と考えていたので、そのアイデアに強い興味を覚えました。

ただ、当時の日本人にとってハーブとは、製薬会社が販売していた「ハーブキャンディ」というのど飴くらいでしか聞いたことがない存在でした。

私はアメリカに出向き、さまざまなハーブやその種子、ハーブに関する書籍を買いあさり、日本に持ち帰りました。

そして、アロマテラピーを学びにイギリスへ行き、ついにはハーブ専門店を開くまでになったのです。

ただ、一口にハーブと言っても200種類以上あることがまだまだ日本では知られておらず、ハーブという名の葉っぱがあるのだと思っている人もたくさんいました。

「ハーブをください」

「はい、なにをお探しですか？」

「ハーブです」

かつて、そんな会話を交わしていたことが嘘のように、今ではハーブに詳しい人が増えてきました。

●減塩でも美味しい！ 味の引き立て役「ハーブ&スパイス」

ハーブ&スパイス	特　徴	利用法
ローズマリー	爽やかなスッキリした香りが特徴。消臭効果や殺菌作用があり、肉のグリルやローストによく合います。	生（みじん切り）またはドライをパン粉と混ぜて豚肉や鶏肉などのパン粉焼きにすると、ソースをかけなくても、レモンを搾っただけで美味しく食べられます。また、蒸して潰したじゃがいもに混ぜれば、マヨネーズなどの調味料を控えても美味しい付け合わせがつくれます。
タイム	すがすがしい香りが特徴で、魚の臭い消しや香り付けに効果的。	いわしやサバなどの青魚に香味野菜とタイムを加えてお酢で煮ると、日持ちするさっぱりとした減塩料理になります。
バジル	香り高いシソ科のバジルは、トマト料理によく合います。トマトソースやトマトの煮込み料理には、オレガノとあわせて使うと風味が増して薄味でも美味しく仕上がります。	フレッシュなバジルの葉はトマトとのサラダがおすすめ。残った茎はお酢に漬けてバジルビネガーをつくっておくと、市販の麺つゆをプラスするだけで、美味しいノンオイルドレッシングがつくれます。
フレンチタラゴン（エストラゴン）	ヨモギの仲間で、エスカルゴ料理に欠かせないハーブ。お酢との相性も良いので、ピクルス液やマリネにもおすすめです。	プレーンヨーグルトに少量の塩・胡椒とともに加えてタラゴン風味のソースにすると、蒸した鶏肉や茹で野菜にピッタリ。ぱさつきやすい低脂肪の肉や魚が美味しく食べられます。
ジンジャー（生姜）	辛み成分（ジンゲロール）が減塩に役立ち、加熱したり干したりするとできるショウガオールという成分が血行を促進して代謝を高めます。皮ごと使うのがおすすめ。	すりおろして汁物やたれなどに使うと、薄味でも辛みがアクセントになり、美味しく食べられます。生の生姜はお酒に漬けておくと、長期間保存できます。使うときはそのまま切ったりすりおろして使います。また、皮ごとすりおろして冷凍保存しても。
ペッパー（胡椒）	香りと辛みが特徴のスパイス。ブラックペッパーは果皮ごと天日干しにしたもので、辛みが強く、果皮を除いて乾燥させたホワイトペッパーは香りが良い。	香りと辛みを活かすには、下ごしらえと仕上げと2度に分けて使うのがコツ。粒状のもの（ホール）は保存性が高く、ミルで引いて使うと、新鮮な香りを楽しめます。
マスタード	ホワイトまたはブラックマスタードシードをハーブビネガーや調味料に漬けてペースト状にしたもの。辛みと酸味が減塩料理を引き立てます。	辛みや酸味とともに、乳化作用があるので、マスタード入りのソースやディップ、たれなどをつくると、油分が少なくても、トロリと滑らかに仕上がり、薄味でも美味しく食べられます。
カレー粉	クミン・コリアンダー・ターメリック・レッドペッパーなど、香りと辛み、色素などのスパイスがたっぷり。	小麦粉や片栗粉などに混ぜて、ソテーやフライ、ピカタなどにすると、香りと辛みで薄味でも美味しい減塩料理が仕上がります。

●和食におすすめ！ 美味しい減塩お助けアイテム

香味野菜・香辛料	特　徴	利用法
みつば	セリ科の多年草で、爽やかな香りが特徴。吸い物などに欠かせません。	和え物などには、さっと茹でたみつばを加えるだけで減塩でも美味しく仕上がります。傷みやすいので、使い残しは、ぬらしたペーパータオルで包んで容器に入れ、冷蔵庫で保存します。
青しそ	そうめんや冷や奴などに欠かせない香味野菜。香りが飛びやすいので、食べる直前に刻むのがコツ。	しおれやすいのでコップに水を張り、茎の部分だけ浸かるように入れてラップをして冷蔵庫で保存すると長持ちします。
みょうが	刻んで香りと辛みを引き出し、薬味として利用すれば、減塩料理が美味しく食べられます。	さっと湯通しして甘酢漬けにしておくと、長期保存でき、減塩料理の味のアクセントとして役立ちます。薄塩の焼き魚などに添えるのがおすすめ。
ゆず・ゆず胡椒	ゆずの芳香成分が減塩料理を引き立てます。ゆずと青唐辛子を合わせたゆず胡椒の辛みも減塩の味方になります。	ゆずは果皮をせん切りにして冷凍保存しておくと、甘酢漬けなどに重宝します。ゆず胡椒はポン酢醤油と合わせて使うと減塩たれになり、蒸した肉や魚にかけると美味しい。
わさび	辛み成分のアリル辛子油は殺菌作用や消化促進作用があります。香りが飛びやすいのですりおろしたらすぐに使うこと。	刺身などに添えるほか、わさび酢、わさびマヨネーズなどにすると、辛みの減塩効果が期待できます。
山椒	葉は澄まし汁や若竹煮に添えたり、すり潰して山椒酢味噌などに。実はウナギのかば焼きや焼き鳥などに。血管を拡張させて血流をよくする働きもあります。	葉は手に挟んでたたいて使うと香りが一段と良くなります。山椒の実の粉は、焼き魚や、蒸した鶏肉などに使うとぴりっとした辛さが減塩料理を引き立てます。
唐辛子	唐辛子の辛み成分のカプサイシンには、脂肪の代謝を盛んにしたり、塩分摂取を抑制したりする働きがあります。ただし、過剰摂取は味蕾を壊す恐れもあるため、適度に使うことが大切です。	唐辛子を原料にした調味料には、一味唐辛子、七味唐辛子、豆板醤、ペッパーソース、チリパウダー、チリソースなどいろいろな種類があります。減塩料理の味のアクセントとして上手に利用しましょう。
ごま	炒りごまやすりごまの香ばしさとコクが減塩料理の味を引き立てます。すりごま・練りごまにはセサミンやセサモリン、ごま油にはセサミノールなどの抗酸化物が含まれています。	ごまの栄養素は炒ったり、すり潰したりすることでパワーアップします。同時に香ばしさやコクも出てくるので、できれば炒りたてすりたてを使いたいもの。市販の炒りごまを使うときは短時間レンジ加熱するとよいでしょう。

170ページに主なハーブやスパイスとその特徴をまとめてみましたので、あなたの食事づくりに取り入れてみてください。

これらを用いると、塩分を減らすことができるだけでなく、いつもの食事がちょっと違うおしゃれなものに変わります。

和のハーブ＝香味野菜の活用

もっとも、耳慣れない他国のハーブやスパイスに頼るまでもなく、日本には昔から優れた香味野菜があります。

たとえば、山椒《さんしょう》は、実を干してひいた粉は鰻《うなぎ》や焼き鳥などにかけるスパイスとして使うし、タケノコの煮物に添える木の芽はまさにハーブそのものです。

そのほか、みつば、しそ、生姜、わさび、ゆず、みょうが、和辛子、七味唐辛子などを活用すれば、塩を減らせるだけでなく、食事そのものが何倍も美味しくなります。171ページに、具体的な使用例を挙げてみたので参考にしてください。

このとき、気をつけてほしいのが、チューブやビンに入った香味調味料類です。

実は、市販の練りわさびやゆず胡椒などは、10〜20％くらいの塩が入っているものが多いようです。

粉わさびには食塩が加えられていないので、これを溶いて使うか、生のわさびを自分ですりおろしましょう。おろすのではなく刻んで料理に添えてもいいでしょう。生のものは、香りからして違います。

ゆず胡椒は、自分でゆずの皮と青唐辛子をフードカッターにかけ、塩を少量入れるだけでつくれます。

新鮮な旬の素材を使う

先に私は、「素材自体はあまりよくなくても、甘じょっぱい味を濃いめにつけておけば、たいていのものは美味しく食べることができる」と述べました。

これは、逆に言うと、**薄味を楽しみたいなら素材は新鮮なほうがいい**ということになります。新鮮な素材は美味しいだけでなく、栄養素の酸化も進んでいないので、体にもいいのです。

今、野菜類は、ハウス栽培のおかげでたいてい1年中いつでも手に入ります。しかし、旬の時期に買ったほうが値段も安く栄養は豊かです。また、素材そのものの味も濃いので、塩分も少なく抑えられます。だから、なるべく旬の素材を使いましょう。

また、タケノコ、ふきのとうなど、収穫の季節でなければ出回らないものは、積極的に取り入れてみましょう。こうした季節物は、どれも素材の味が濃く、風味豊かなので塩味をあまり必要としません。

加えて、素材の味を活かす調理法も覚えておくといいでしょう。

茹でるという調理法は、油を使わない分ヘルシーですが、素材の味が茹で汁の中に出てしまいます。そこで、ほうれん草のようにアクがあるもの以外は、茹でるのではなくレンジ加熱か蒸すという方法を取ってもいいでしょう。

いずれにしても、料理に慣れていないうちほど、旬のいい素材を使ってその美味しさに感動することが大事なのです。

とろみをつける

薄味のものでも、ゴクンとすぐに喉を通過してしまうのではなく、舌に留まる時間が長ければ、しっかりとした味をキャッチできます。

そこで、料理にとろみをつけてみるのも一つの方法です。

煮物や炒め物、スープなどは、片栗粉を2倍程度の量の水で溶いたものを、調理の最後に回し入れるだけでOKです。

肉や切り身の魚、カキなどを焼く場合は、素材に片栗粉をまぶしてから調理すると、旨味が閉じ込められ、外側にほどよいとろみがつきます。

また、大根、カブ、りんごなど、野菜や果物をすりおろして料理に加えることで、素材に味がからまりやすくなります。

あるいは、とろろいも、モロヘイヤ、オクラ、なめこなど、素材そのものに粘りけのあるものを使うのもいいでしょう。

濃いめの色にする

料理の見た目は、味わいに非常に影響を与えます。ちなみに、濃口醤油は淡口醤油より塩分が少ないのに、淡口醤油より濃い味に感じてしまいます。

薄くてぼんやりした色合いだと、味もぼんやりと感じやすいのでしょう。

そこで、薄味だけれどいかにもしっかり味がついているように感じさせるには、料理のできあがりの色を濃くするといいのです。薄味で味気ない印象がなくなります。

そのために、**黒酢を活用する方法をおすすめ**します。

酸味は、塩味を強く感じさせると前述しましたが、黒酢を使うことで塩の使用量を減らし、かつ料理の色を濃くすることができます。

炒め物の最後に回しかけてもいいですし、煮物に使ってもいいでしょう。

煮物の場合、本来、必要とされる醤油の半分を黒酢で代用します。すると、色も濃く、コクのある仕上がりになって美味しく、しかも火を通すことで酸味はほとんど飛んでしまいます。

焼き目をつけて香ばしく

夕食時に道を歩いていて、食事の仕度をしている家庭から漂ってくる美味しそうな香りに、お腹がぐうと鳴った経験があなたにもあるでしょう。

そういうときの香りは、だいたい「香ばしさ」です。香ばしさは、味覚にとって、とても大切。

焼き魚であったり、ニンニクを利かせた炒め物であったり、カレーの香辛料であったりといろいろですが、その香ばしさが私たちの食欲を喚起します。

この**香ばしさを強調すると、塩分を減らすことができます**。

肉や魚を焼くときなど、ちゃんと「焼き目」をつけましょう。

あまり焦がすと発がん性物質の心配も出てきますが、ほどよい茶色の焼き目は、美味しさのポイントです。

なすや長ネギなどの野菜も、焼き目をつけてから、ほんの少しのポン酢を垂らすと、少ない塩分でとても美味しく食べられます。

また、揚げることによって、焼いたのとは違う香ばしさも出ます。たとえば、肉や魚を少量の油で「揚げ焼き」にすると、醤油や塩を使わずにポン酢や黒酢だけで味付けしても深い味わいが楽しめます。

パンや麺類に塩が使われていることを知らない人も多いようです。

ときどき腎臓病や高血圧などで塩分を気遣う人のための「無塩パン」なども売られていますが、それ以外は製造過程で塩が使われていると思ってください。原料の小麦に含まれるグルテンの働きを塩が引き出し、美味しくしてくれるからです。※6枚切りの食パン1枚（約70グラム）には、0・9グラムの塩分が含まれています。ここにマーガリンやバターを大さじ1（約12グラム）つけると、合わせて1・1グラムの塩分になります。

麺類の中で、パスタだけは塩を入れずにつくられます。しかし、茹でるときにかなりの量の塩を投入します。違いがないという人もいますが、プロの多くはそうして表面から塩を染み込ませないと、ソースと絡めたときに味に一体感が出ないと言います。

日本人がご飯を美味しく食べるために塩辛いおかずを好んできたように、パンや麺類といった主食を美味しく食べるには、やはり塩分が必要なのです。

ご飯を炊くときには塩は加えませんから、ご飯を主食にしている限り、おかずに含まれる塩分だけを考えれば充分です。

しかし、パンや麺類を食べるときには、あらかじめ含まれてしまっている塩分があることに注意が必要です。

加工食品はできるだけ買わない

料理をするときには、その材料選びが重要です。いくら自分で調理しても、材料が加工食品なら、できあがりも加工食品です。

料理の材料として一般家庭でよく登場するのが、ハム、ソーセージ、ベーコンといった加工肉や、魚の塩蔵品、練り製品、レトルトの合わせ調味料などです。これらには、塩が使われていますから、極力頼らない習慣を身につけたほうがいいでしょう。

そして、普段、自分が調理するときには使わない代わりに、神経質になりすぎないようにすることも大切。

外食で出てきたときに、**「自分は普段から控えているから、このくらい大丈夫」と余裕を持てるように、家で調理するときには、加工品はなるべく使わないでおきましょう。**

●美味しく減塩するためのコツ〈まとめ〉

「酸味＝お酢」を上手に使う。
酸味がつくと、塩味が強く感じられるようになる。煮物、炒め物、和え物、なんにでも活用できる。醤油の代わりに「ポン酢」を使うのも減塩の近道。
「出汁」を使う。
出汁の旨味成分のおかげで、味気なさを感じない。
「香味野菜」を使う。
生姜、しそ、ネギなどの香りで風味をつけると、満足感が上がる。
「辛み」を組み合わせる。
生姜、わさび、唐辛子など、それぞれ種類の違う辛みを使いこなす。
「新鮮な素材」を使う。
旬の野菜は味や香りがしっかりしているので、素材の味を楽しめる。
「茶色」にする。
見た目は大事。焼き目をつけて、香ばしさをアップさせたり、黒酢を使って濃い色にして、味気なさを払しょくする。
おかずの組み合わせにメリハリを。
全部薄味……となると、ゲンナリするので、１つは濃い味を入れてバランスをとる。
パンや麺、加工食品に注意。
パンや麺にはすでに塩分が入っているものが多い。加工食品は、言わずもがな。

家族を巻き込む

さて、ここまで読んでいただき、難しいことはなにも必要ないのだということはわかってもらえたとして、あなたは明日から早速、本書の方法を実行できるでしょうか。

あなたが一人暮らしで、なにをつくろうと勝手だというなら問題はありません。

あなたがいつも家族のご飯をつくっていて、家族みんながあなたの料理の腕前を信頼しているケースなら、やはり問題はありません。

もし、そうでないとしたら、きっと小さな波風が立ちます。

「いったい、なにを始めるつもり？」

「ちょっと、私の邪魔をしないでよ」

「マズイもの食わせる気じゃないだろうな」

ましてや、自分は普段からなにもしていないところへもってきて、家族に塩分を減らした料理をつくってもらおうなどと考えているなら、小さくない波風が立ちます。

「なんですって？　減塩しろですって？」

「私の料理に問題があるとでも？」

「なんで、私たちまでつき合わなければならないのよ」

いろいろな抵抗があるかもしれませんが、どうか家族で話し合ってみてください。

これまで何度も述べてきましたが、今の子どもたちの食がおかしくなっているのは、明らかに働き盛りの親世代に原因があります。

あなたの食生活が変わることは、すなわち、子どもたちの食生活が変わることです。

家族を巻き込んで、みんなして健康寿命を延ばしてください。

著者略歴

本多京子《ほんだきょうこ》

医学博士・管理栄養士。

実践女子大学家政学部食物学科卒業後、早稲田大学教育学部
体育生理学教室研究員を経て、東京医科大学で医学博士号を取得。

二〇〇七年四月に策定された国民運動「新健康フロンティア戦略」の健康大使。

NPO日本食育協会理事。

プロ野球のほか、ラグビー、スキー、相撲など
スポーツ選手に対する栄養指導の経験を有する。

日本体育大学児童スポーツ教育学部で「子供の食と栄養」を担当。

日本紅茶協会ティーインストラクター会特別顧問、
アロマテラピープロフェッショナル。

テレビや雑誌では健康と栄養に関するアドバイスやレシピを多数作成。

栄養や食に関する著作は60冊を超える。

近著に『管理栄養士10人がおすすめ！　シニアのらくらく毎日ごはん』（共著／NHK出版）、

『毎日、しっかり！　ボケ予防ごはん』（主婦の友社）、

『からだにいい食事と栄養の教科書』（監修／永岡書店）など。

幻冬舎新書 408

塩分が日本人を滅ぼす

二〇一六年一月三十日　第一刷発行

著者　本多京子
発行人　見城　徹
編集人　志儀保博

発行所　株式会社　幻冬舎
〒一五一-〇〇五一　東京都渋谷区千駄ヶ谷四-九-七
電話　〇三-五四一一-六二一一（編集）
　　　〇三-五四一一-六二二二（営業）
振替　〇〇一二〇-八-七六七六四三

ブックデザイン　鈴木成一デザイン室

印刷・製本所　株式会社　光邦

Printed in Japan　ISBN978-4-344-98409-7 C0295
ほ-5-1

幻冬舎ホームページアドレス http://www.gentosha.co.jp/
＊この本に関するご意見・ご感想をメールでお寄せいただく場合は、comment@gentosha.co.jp まで。